されどわれらがコロナな日々

――健康と平和をもとめて 2

中川 順一　著

JN191365

諏訪書房新書

目次

昭和人、令和に突入

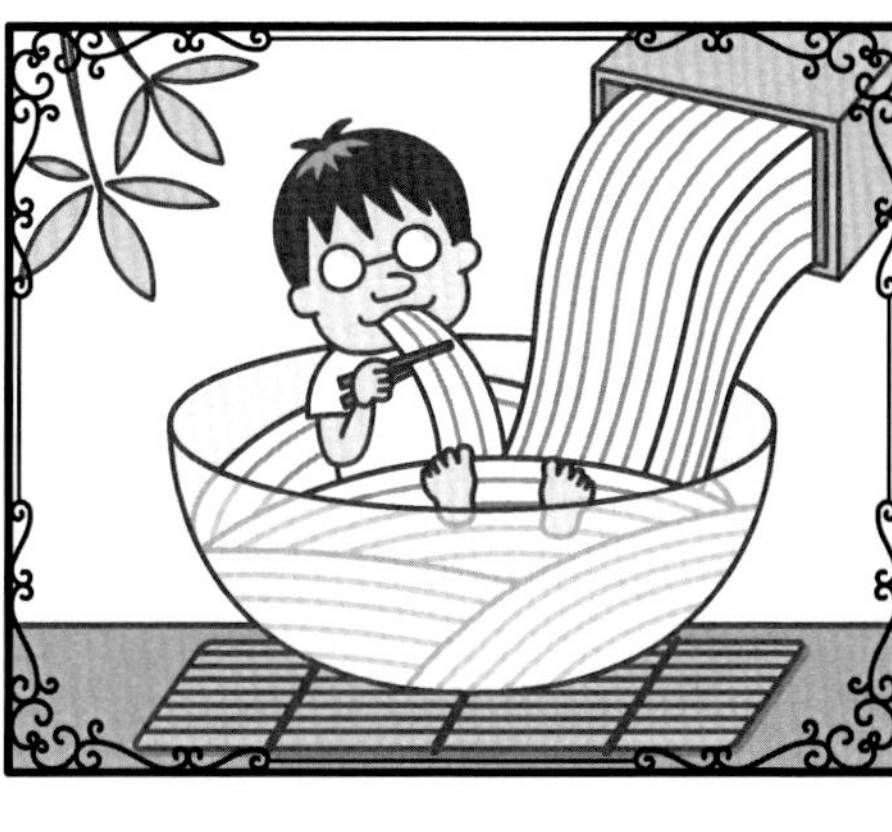

トコロとココロ

幸福感と免疫力

夕飯を食べ終えた後、いつものように「あー食いすぎた。うっぷ」と幸福感に浸っていると、妻が「満腹になるまで食べると早死にするよ」と言う。だったら食べている途中で言え。「なぜだ」と聞くと、僕の出張中にテレビでやっていたという。何という番組で、誰が言っていたかは忘れたそうで、内容もあやふやである。もしかしたら、満腹になるまで食べると長生きするという話だったのかもしれない。

妻の記憶をそのまま書くと、空腹時は細胞も白血球も空腹で、だから入ってきたものはパクパク食べる。白血球が食べるのは悪い外敵だから免疫力が向上する。ところが、いつも満腹で空腹を知らないカラダだと、白血球は頑張って外敵を食べなくなる。それで免疫力が落ち、病気になりやすく早死にしやすくなるのだと。

「なんだか怪しい説だな」と言うと、「何ごとも満足しすぎるとだめ。幸福すぎてもだめ」と妻は言う。「君のおかげで僕は長生きしそうだ」と言おうと思ったが、やめた。

僕の名前を知ってるかい

結婚式で久々に会った姪も、法事のときの伯母も、毎月会う女医も、毎朝の妻も、「とにかく痩せろ」と言う。わかっちゃいるけどやめられない食欲だ。「食欲があるのだから健康なんだろう」と抗弁するが、「そういうのが不健康なのだ」と周囲は口々に言う。食うのをやめて、老後の2000万円を貯めろというのか。

食べる衝動を抑えられないなら食べるものを変えればいい。妻はコンニャクやシラタキを買ってくるが、毎日食おうとは思わない。「これでコンニャク解消ですね」と言おうと思ったが、やめた。寒天もいいというので、ネットでトコロテンを買った。どうせなら美味しいのがいいと高いのを選んだら、高級だからではなく数が多いから高かった。段ボールに入った大量のトコロテンが届いたが、3日食べて飽きた。あと23食の賞味期限は1カ月だ。

心太と書いてトコロテンと読むことを知ったのはいつだったか。なぜ心太なのか、理由は今も知らない。でも、一心太助が大久保彦左衛門の子分であることはテレビ時代劇で知っていた。一心太助を演じるのは山田太郎で、ちょんまげにする前は新聞を配っていた。今は馬主で、プロダクションの社長らしい。

あたりおんな

スルメイカをアタリメと言うことは知っていた。「スル」は「損をする」ことだからと商人たちが嫌がって「アタリ」に言い換えたのだと、確か高校の現代国語の時間に教わった。なのに、大学生になって一人暮らしを始めたとき、アパートの近所のピンクサロンの電飾看板に書いてある「当たり女500円」の意味がわからなかった。アタリオンナって、何をするのだろうか。半裸の女が突進してくることを妄想していたある日、別の居酒屋で

「アタリ女150円」のお品書きを見て合点した。「女」を「メ」と読めばいいのかと国文学科の学生は初めて知ったのである。

勤めているときに、飲み屋で毎回「身欠きにしん」を「ミケツニシン」と発音する上司がいた。最初は「ミケツ」だと思っていたが、正解を知ったあともそれで通しているのだとこっそり教えてくれた。ほかの店ではちゃんと「ミガキニシン」と注文している。その人のさらに上司は、谷中生姜を必ず「根津」と言ってオーダーする。厄介な出版社だった。

間違いなのかわざとなのか、それがわからないのに誤りを指摘するのは勇気がいる。というよりも、ふつうの人は自身に害がなければスルーする。アタリメだろうがアタリオンナだろうがかまわない。その点、間違いであろうがわざとであろうが、食生活と結果としてのワタクシの腹回りを断固批判する人々が周囲にいることは、アリガタイと思うべきだろう。感謝のココロでトコロテンを食う。

五輪準備

ノーサイド

痩せたい、でも食べたい……などと女子のように悩んでいると、運動すればいいじゃないかと言う人がいる。しかしダンナ、こんなに暑くちゃ動けませんぜ。来年はこの炎天下にオリンピックをやるという。死人が出るんじゃないか。

9月からラグビーワールドカップが始まる。少しは涼しくなっているかな。

5月、10連休中に母校のラグビー部の観戦取材に行った。ナマのラグビーを初めて見た。学生のとき、クラスメートの女子たちから、お正月に国立競技場にラグビーを観に行かないかと誘われた。屈強な男たちのぶつかり合いを間近で見せつけられて、これ以上女子たちからの評価を下げられたくなかったのでお断りした。

断ったのにはもう一つ理由がある。ルールがわからない。

子供の頃から青春ドラマでラグビーのシーンを観ていたが、夏木陽介も竜雷太も中村雅俊も、友情や青春や学校のゴタゴタを説明すると、いきなり試合を始めるので、どうなれば点が入って、何が反則なのかがわからない。わからないまま半世紀以上を生きてきた。

試合のルールは相変わらずわからなかったが、とりあえず母校が勝ったようだ。観戦するならルールを知っている人と一緒がいい。麻雀と一緒で、点数を数えられないとだめだ。

英国・ラグビー校のエリス少年が、フットボール中にボールを抱えたまま相手のゴールに突進したのがこの球技の発祥であることはよく知られている。ボールが楕円形なのは、軽くてよく弾むからと豚の膀胱に空気を入れて球にしたからだという。膀胱を蹴ってはいかんだろうと思うが、選手たちは蹴って抱えて投げて走っている。壮絶なぶつかり合い。点数は数えられないが、その様子を追うのはけっこう興奮する。

ラグビーは漢字で闘球と書く。楽ビーではない。

チョレイ

オリンピック観戦チケットの抽選は、なんだかやり方がわからないうちに終わっていた。記念に1回ぐらい見たいと思ってはいるが、どれがいいのかわからない。面倒なので妻に任せたが、彼女は屋内競技ばかりを選んだ。「外で観戦していたら暑くて死んじゃうから」だそうだ。アーチェリーだけ当たったが、ルールがよくわからない。

屋内競技のバレーも柔道も人気種目だ。それに何と言っても1番人気は卓球だろう。

40年近く前、大学のクラスメートに九州の名門校から来た卓球部の女子学生がいた。東西冷戦下の当時、共産圏の国々とも試合をしているという話を聞いた。卓球には関心がなかったが、女の子と政治にはとても興味があったので、たまに教室で見かけると話しかけた。卓球をやれば中国や北朝鮮にも行けるのか、と思った。蓮池先輩が連れ去られたことを、その頃の僕らは知らなかった。

同じ頃、『笑っていいとも！』でタモリが卓球を「ネクラ」だとさかんにいじっていた。

確かに、歴史があり競技人口も多いのに、卓球はマイナーなイメージがあった。これに危機感を抱いた卓球界は改革に乗り出す。卓球台が地味な深緑から鮮やかな青色になったのも、公式球が2ミリ大きくなったのも、テレビ映りを意識したかららしい。平成になって「天才卓球少女・福原愛」が登場する。今や卓球は人気スポーツの一つだ。映画『卓球温泉』は1998年公開。この映画で、温泉で卓球をするのが流行ったらしい。僕らの頃は、スリッパでやったが。

ニらまあ、おほほ

王府のニラチャン

お食事に招かれて「お嫌いなものはありますか」と聞かれたので、「お酒と女性とお金です」と答えたら、「あらまあ、おほほ」と先方の奥様は笑った。本当はセロリとパクチーが苦手だと言うと、「ニオイの強い野菜はだめなのかしら」と心配されたので、「いえ、ニンニクとニラは大好物です」と元気に答えた。奥様はまた「あらまあ、おほほ」と笑った。ニンニクやニラは「あらまあ、おほほ」な食べ物のようだ。

10年ぶりに大分に行ったので、王府のニラ豚とニラチャンを食べに行った。王府は大分駅から2つ目の駅の町にある中華屋で、ニラ豚はニラとキャベツと豚肉を甘じょっぱく炒めたもの。ニラチャンはチャンポン麺風のスープにニラがたっぷり入り、半熟玉子がのっている。麺はごくふつうのラーメン。10年前、大分に出発する前日、『秘密のケンミンS

HOW』で「大分県民のソウルフード」だと言っていたのでぜひ食べたいと思ったが、現地で会った大分県民は誰も知らなかった。王府の独自メニューを番組が大袈裟に扱ったらしい。だからテレビは信用できない。民放もぶっ壊せ。

だがテレビの威力はたいしたもので、放映から10年経った現在、ニラチャンはすっかり「大分名物」ということになり、Wikipediaにも載っている。出張中に1人で店に入りビールを頼み、ニラ豚にするかニラチャンにするか迷ったが、今日食べないとまた10年間食べられないからと2つとも頼んで完食した。あいかわらずうまい。

テレビやネットで話題の店は女性客が多い。みんなニラ豚、ニラチャンをがっつり食っている。若い女が「ニラ食べたい」と叫んでいるのは、ふつうの飲食店ではあまり見ない。

鹿沼のニラそば

栃木県鹿沼市には「ニラそば」がある。鹿沼はニラの産地で、宇都宮餃子のタネはこのあたりのニラで作られる。「ニラそば」はもりそばの上にゆでたニラがのった、いたってシンプルなもの。ニラはそばと一緒にゆでるらしい。

鹿沼はそば栽培も盛んで、そばの名店も多い。だが、名店と言われる店にはニラそばはない。ニラと一緒にそばをゆでたくなければ別釜にすればいいが、ニラの個性はそばの繊細さを台無しにすると言いたいのだろう。しかしそれは、ニラに対する不当な差別である。

その代わり、市内のふつうのそば屋ならどこでも「ニラそば」のメニューがある。食欲が減退しがちな暑い夏、そばをつるつるすすり、βカロテンとアリシン豊富なニラを一緒に食べる。このように素晴らしいお食事はもっと普及すべきだと考える。もっとも、ニラは春の季語で旬は5月から6月ということだ。

五葷ごっくん

初対面の美人に「お好きな食べ物は?」と聞いて「ニラです」と答えられたら少し驚く。

男も、これから口説こうとする女子に「ニラが好きです」とはあまり言わないほうがいいだろう。昔、宮中の女房はニラと言わず「二文字」と言ったらしい。直接言うのが憚られる食べ物だった。そして今も、その差別は残っている。

ニラはなぜ差別されるのか。

まずはニオイだ。仏教では五葷（「ごくん」と読むらしい）と言い、ニオイの強い野菜は淫欲と憤怒が起こるから食べるな、とされていた。ニンニクとニラ好きは、怒りっぽくてスケベだということになる。奥様も「あらまあ、おほほ」と笑うしかない。

ニオイはともかく、ニラの問題点は、食後の歯への巻き付きだと僕は考えるが、諸君はどうか。ニラは口の中で暴れすぎる。どうやったらあのように、奥歯の隙間に巻き付くのだろう。ニラを食すのにナイフやフォークは不要だが、爪楊枝は必須だ。

直接言うのが憚られるニラの中にも、厚遇される高級品もある。黄ニラというやつで、しゃぶしゃぶ屋で初めて食べたときは肉の倍食べて笑われた。黄ニラの産地は桃の産地と同じ岡山だ。

　太宰治の命日は桜桃忌と言う。太宰のように僕も死んでから本が売れるようになったら、命日は黄韮忌にしてくれ。

最近の問題

そうともこれが……

炎天下に大分の町を歩いた。大友宗麟やザビエルや滝廉太郎の像を見ながら、がぶがぶ水を飲んだ。あれだけ水を飲むと、ビールも欲しくなくなる。王府ではニラは完食したがビールは残した。

そういえば、いつも酔っぱらっていたあの先輩の出身は大分だったな。再雇用が終わったら大分に帰ると言っていたっけ。そうそう、わが国文科の男どもの憧れのキミも大分だった。「今年、還暦」という年賀状が来ていた。なんだかしみじみした。

同期の連中がそろそろ定年を迎え始めた。一浪で入学した級友は還暦だ。そのぐらいになると同期会に来る人間も増える。同期会で過ぎ去った青春時代を振り返るのかというと、そうではない。親の介護や定年後の生活についての話になる。もう働きたくないという奴もいれば、次の就活が大変だという者もいる。再雇用というのもあるが、同じ仕事を半分の給料でやらせるのは不当だと怒っている奴もいる。定年とはなんだ、これが定年だ、飛びだせ定年。大きな空に梯子をかけて、はずされる人生だってある。定年時代の真ん中は胸にとげさすことばかり。

訪問介護

自分が還暦に近いジジイになっているのだから、周囲も気がつくと高齢化している。馴染みというほどではないが、知っているクラブやスナックもママが引退しました、というところもある。引退した知り合いのママが介護の仕事についている。どうして、次の仕事に介護を選んだのだろうか。妻にそう聞いたら、「前の仕事だって、介護みたいなものじゃない」と言っていた。

ベテランのママに話し相手になってもらうのも悪くはないが、従業員全体が高齢化しているクラブは常連客にとっては深刻な問題だ。だが、馴染みの店だとなかなか改善要請を言い出せない。以前、カラオケで「ママの歌だよ」と言って『兄弟船』を歌って出禁になりそうになったことがある。♪型は古いがシケには強い♪

一方、店にとって深刻なのは常連客の高齢化だ。近年、どこの会社もそう簡単に交際費を使えなくなっているが、それに加えて、交際費でクラブを覚えた世代もリタイアすれば店に寄ることがなくなる。退職後も律儀に顔を出してくれるお客も、若いときほど飲まなくなる。店にとって長居をしない客は助かるが、カラオケとウーロン茶だけの客ばかりでは、女の子の給料は払えない。チャージを高くしても来店回数が少なければ売り上げは伸びない。

どうすればよいか。いっそのこと、店のほうからお年寄りの家に行ってはどうか。キープボトルとウーロン茶とチャームとカラオケセットを持って、ホステスさんがお年寄りの家に行く。銀座もススキノも、向こうから来てくれる。訪問介護。ヘルプで入るか、ヘルパーで入るか。ホストチームも作ったらよい。

そうともあれが……

業界内では誰だって知っている悪徳業者が、好感度の高いタレントをCMに起用してイメージを上げ、それでまた騙される消費者が増える。消費者に訴えられても、マスコミで有名な弁護士の事務所を使って有利にコトを運ぶ……なんていうことはよくあることで、「事件」が起きてからマスコミは大騒ぎするというケースが最近もあった。あの会社でアパートを建てたらダメだって、前から言ったじゃないか。あのガス屋もやめておいたほうがいい。

「あそこは危ないから気をつけろ」言っても、信じてもらえないのは切ない。10年前は、「原発は危ない」などと言ったり書いたりすると、左翼か変人扱いされたが、事故が起きたあとは、元総理大臣だってそう言っている。もっとも、あの方は以前から変人扱いされていたが。息子さんのご結婚を祝します。

広告を載せたマスメディアも広告塔になったタレントも、その企業が悪いのを知っていたが金をもらっているから黙っていたのかというのではなく、知らなかったというのが大半だろう。反社の宴会で闇営業した芸人と変わらない。タレントも社長も泣いて記者会見しなければならない。

一方で、世間からは悪い政治家だと言われているが、別の視点から見るところですよ、という本を出した。売れないけれど、一部からは評価をいただいた。

とてもヘイセイではいられないってば

令和元年

ゴールデンウィークの最中に新しい天皇が即位した。天皇の即位とメーデーが同じ日に行われるなどとは、昭和では考えられないことではないか。そう恩師にメールしたら「そんなレイワないわな」とお返事が来た。

書類や案内看板に「令和なんとか」と書いてあっても、最初のうちはそれが元号だとはわからなかった。けれども3カ月余を過ぎて馴染んできた。元殿下も、陛下と呼ばれることに慣れてきただろう。10月22日には即位礼正殿の儀が行われる。1日早ければ、国際反戦デーにぶつかっていたのに。

新しい時代になったという実感がわかないまま、日々の暮らしに追われている。だが、確実に歳はとっているし、世の中は変わっている。昭和の流儀は通用しないことを自覚しなければいけない。選挙演説中の総理大臣にヤジを飛ばすと警官に囲まれる時代になった。「整腸戦略」などとふざけたコラムを書いて本にしていると、いつか捕まってしまうのかもしれない。

人文学部唯野非常勤講師

今の学生の大半は、メーデーも国際反戦デーも知らない。まあ僕らの頃、40年前でも、知っていたのは半分以下かな。

ひょんなことから女子大の非常勤講師となった。声をかけられ引き受けたときは、お花畑に迷い込んだ自分を想像していたが、迷いや煩悩は禁物。いやはや大変である。昔と違う。毎週1コマだが、社員からは「録音されないようにしてください」と心配されている。当社の女子の認識では、僕の日頃の言動はそうとうヤバいらしい。でも、何が悪いのかわからないし、教えてくれない。もっとも教えられても直さないし、もう直らない。だから教室ではとにかく、ひたすら真面目に授業をしている。冗談もダジャレも言わない。言ってもきっと通じないし。

前期の授業は雑誌の研究。何回目かの授業で『TVガイド』『ザテレビジョン』『TVステーション』の3誌を並べて、「1冊選べと言ったら、どれを買うか」と学生に質問してみた。みなそれぞれ、誌面構成や値段など理由をつけて選んだが、1人の学生が「どれも買わない」と答えた。

「1冊選べと言ったら、と言ったろ」と言おうと思ったが我慢して「なぜだ」と聞くと、「テレビは観ないから」と言う。ほかの学生も、テレビはほとんど観ないそうだ。それに、テレビ番組を知りたければネットを探せばいいし、番組表はテレビのリモコンでも見られる。60歳に近いオッサンも、リモコンで番組表を見ることができる。後日、93歳の伯母にテレビガイドを読むかと聞くと、「番組表は新聞で十分で1週間先を知る必要はないと言っていた。

では、テレビガイドは誰が何のために買って読んでいるのか。保険の外交レディたちは、今でも番組表を持って会社訪問するらしい。需要はあるのだろうか。

雑誌について勉強している学生たちのほとんどは雑誌を買わない。『ぴあ』が雑誌だったことも知らない世代だ。令和が終わる頃、出版社はどうやって食っているのだろうか。テレビ局も。

托鉢

『のらこみ』で下書きして、月刊誌やPR誌に連載したものを、一冊にまとめたらどうだとおだてられてその気になって、うっかり本にしてしまった。僕は幻冬舎の社長ではないので、何部刷ったかは教えない。で、当社は幻冬舎ではないので、売れるはずなどない。

友人知人に「メタボの私に代わって1食抜いていただき、その分をAmazonでボチッとやっていただければ幸甚です」とお願いした。現代はSNSの時代である。フォロワーの多い人に「Facebookで紹介してください」ともお願いした。心優しい友人は過分なお褒めの言葉とともにアップしてくれたが、ライターの1人が過分なお褒めの最後に「って、仕事をもらっている相手に頼まれちゃったから紹介した」と書き、僕が涙で綴った「紹介してください」のはがきも一緒にアップした。それまでの「いいね」が全部台無しだ。現代はそういう時代なのである。吉本興業の社長にならなくてよかった。

世の中、宣伝しないものは存在しないも同然だ、といったことを山本七平は言っていた。あの人は業界紙の経営者でもあった。宣伝力のない当社はどう売るか。

で、思いついた。

編み笠をかぶり鉢を持って他人の家の玄関先に立ち、この本を朗読する。そうすれば家から人が出てきて鉢に1、080円を入れてくれるだろう。入れないと罰が当たるぞ。10月からは1、100円だ。増税反対!!

本はAmazonその他で絶賛発売中。書店に並べてもらえるかどうかは、みなさんのご協力次第。1冊あればドアストッパーに、5冊あれば血圧計の肘あてに、10冊あれば枕になります。

（2019年8月）

この頃考えたこと●今上天皇

こういうタイトルを書くと天皇制信奉者のように思われるかもしれないが、子供の頃からよく知っている同い年の人が、天皇になった。もちろん友だちではなく、一方的に知っているだけ。でも、長い付き合いだ。

お父様が「高齢になり〝象徴〟としての務めが果たせなくなる」とご自身で判断し、生前退位というのが行われた。高齢でその務めが果たせていないのにトップから降りない人が世間には多い中で、立派なご決断だと思ったが、そう言っている年配者は少なかった。

生前退位の可否議論は、天皇は自分の意思で去就を決めてはいけないというルールからきていたらしい。日本国憲法の基本的人権は、天皇についてはあてはまらないらしい。気の毒である。あの仕事、かなりの重労働だぜ。

それにしても、ふつうなら定年直前、役職定年後の代表就任は大変なことである。子供の頃からよく知っている人が生前退位してリタイアするまでに、同い年の僕は事務所の借金を払い終えてリタイアできるのだろうか。

まだ誰も
気づかなかった頃

ねぇムーミン

火を貸してください

禁煙して14年が経過した。以前はチェーンスモーカーだったから、タバコを吸う人に対してそれほど敵意は抱いていない。だが、タバコを吸わなくなると、タバコの煙に弱くなりニオイに敏感になるのだ。席を外して戻ってきたホステスさんが、あっタバコ吸ってきたな、とわかる。別にクンクンしているわけではないよ。

子供の頃、タバコのニオイは大人のニオイだった。大学1年の時、白く長い指の女の先輩がハイライトを吸う姿を、カッコいいなぁと眺めていた。政治学科だったその人の後ろをよくついて歩いたが、その長い髪にタバコのニオイはしなかった。別にクンクンしていたわけではないよ。

友達のアパートで酒を飲み、彼が弾くギターで五輪真弓の『煙草のけむり』を熱唱した。

昭和の学生にとってカラオケは贅沢だった。大学1年生は18歳である。昭和のルールでは、大学生の飲酒も喫煙も黙認されていた。

トーベ・ヤンソン

そういえば、あの先輩のタバコの吸い方は、昔の映画に出ていた若い頃の岸田今日子さんに似ていたな。岸田さんは、僕が子供の頃はムーミンの声をやっていた。

アニメ『ムーミン』に出てくるスナフキンは、長いパイプでタバコを吸っていた。僕が見ていたスナフキンは大人だったが、平成になって放送された『楽しいムーミン一家』では子供になっていた。『ムーミン展』で原画を見るとスナフキンはどうも未成年のようだが、タバコは吸っている。原作者のトーベ・ヤンソンは相当な愛煙家で、原作が描かれた当時のフィンランドは未成年の喫煙におおらかだったらしい。それでも昭和のテレビマンは、子供がタバコを吸ったり放浪したらまずいべと、スナフキンの背を伸ばし大人のようにしてしまったらしい。平成版で子供に戻したので、タバコは20歳になってからと長いパイプを取り上げた。

昭和のムーミンパパはいつもパイプを咥えていたが、平成のパパは手ぶらのまま帽子をかぶっている。ムーミンママに禁煙を強く命ぜられたのか、それともムーミン谷が全面禁煙となったたか。

私はコレで

サラリーマン風の男が小指を立てて「私はコレで会社を辞めました」と言うＣＭが大人気となったのは１９８４年のこと。縁日で売られているハッカタバコもヒントに、愛煙家の口唇欲求を満たしつつ減煙・禁煙をさせようという『禁煙パイポ』はロングセラー商品となった。

この商品はライターなど喫煙関連商品を扱うマルマンが、子会社・アルマンを設立して製造販売した。タバコで儲けている会社がタバコをやめる器具を売るのはまずいと考えたと聞いたが、真偽はわからない。東京電力がガスを売り、東京ガスが電気を売る時代の今からすれば笑い話だが、ガス業界でも以前、オール電化機器を売るのにわざわざ別会社を作る会社もあったから本当だろう。

このCMは当初、女性団体の抗議を恐れたテレビ局が拒否反応を示したという。このまま受動喫煙対策が進めば、会社をやめる原因の「コレ」は、タバコそのものになるかも。

幸せホルモン

男の幸せ

医者が講演でオキシトシンの話をしている。それは「幸せホルモンだ」と言っている。ホントかいな、と思ったので、聴講中だというのにネットで検索してみた。きっと自分が講演でいい加減なことを言っている時も、こうして検索されてウラを取られているのだろう。

「幸福　オキシトシン」で検索すると、「オキシトシンは母乳を噴出させるはたらきのあるホルモンで、オキシトシンはママに幸福感や恍惚感を与える」という記事が出てきた。なんだ、還暦を前にしたオヤジには無関係じゃねぇかとさらに検索を続けると、オキシトシンは別名「抱擁ホルモン」「幸せホルモン」などとも呼ばれ、フェロモンに似た作用があるからこれを分泌させれば女にモテると書いてある。

若い頃にそのことを知っていれば、あのように辛く悲しい青春時代を送らずにすんだのにと思ったが、だったらどうやって分泌させるのよ、と調べると、スキンシップや抱擁だそうだ。だからさ、それをするためにモテたいんでしょ。

オキシトシン

オキシトシン（Oxytocin, OXT）は、視床下部の室傍核と視索上核の神経分泌細胞で合成され、下垂体後葉から分泌されるホルモンであり、9個のアミノ酸からなるペプチドホルモンである（Cys-Tyr-Ile-Gln-Asn-Cys-Pro-Leu-Gly）……と、Wikipedia には書いてある。なんだかよくわからないが、ネットを検索を続けると「【幸せホルモン】ストレスを消し多幸感を与えてくれる〝オキシトシン〟を出す方法【神秘の力】」という、検索アップを狙ったタイトルの記事もある。

ググリをやめて講演に耳を傾けると、オキシトシンはモテるだけでなく、相手の信頼を得るという効果があるのだと言う。実際、アメリカではセールスマンがお客に嗅いでもらうため用のオキシトシンのスプレーがあるのだと。

いいことを聞いた。講演の聴講は、たまにこのようにいいネタを仕入れることができる。再びネットに向かい、早速、Amazonで「オキシトシン スプレー」を検索。あった。3、000円税別。今買っておかないと来月は消費税が2％高くなる。ポチッとやって購入完了。Amazonなら講演聴講中もショッピングできる。便利な世の中だ。これで少し幸福になった。

翌日、事務所にオキシトシンスプレーが届いたので、早速、頭からシュシュッとやってみた。なぜかあたりを伺ってしまった。匂いは家にあるアロマのコロンに似ている。だがその日、特別、社員の信頼を得ていることを実感することはなかった。いつもと同じだ。モテてないだけでなく、もう少し敬意を払ってくれてもいいのではないかという感じ。で、家に帰って玄関でシュシュッとやってリビングに入ると、妻は「飲んできたの？」と聞いてきた。「飲んでねぇよ。なんでだ？」と聞いたが、「ふーん、そう」と言う。信頼を得ようと企んでいる顔が、怪しく見えたのだろうか。

スジャータ

プチ断食

ここのところ宴会続きで、2、3日前から胃の調子が悪い。夕飯は食べずに早めに寝ることにした。明日は久しぶりに休みで家にいられるから、ゴロゴロしながらプチ断食すれば治るだろう……と心で思ったことをすぐに口に出すのは子供の頃からの悪い癖だ。すかさず妻が、そうしなさいと言う。

ベッドに入って本を開いたが、数分で夢を見ている。寝落ちというやつだ。最近多いのだが、このように夕飯を食わずに寝落ちしていれば、1カ月もすれば痩せるのではないか。

夢は途中だったがトイレに行きたくなって起きると、時計は午前4時を過ぎたところだ。今日はたっぷり寝だめをする予定だが、ちょっと腹が減っている。けれども、今日はプチ断食と決めている。毎日、あれだけ食って飲んでいるのだから今日1日食わなくてもなんともないし、そのほうが体にいいだろうと布団に戻るが、眠れない。腹減った。

マーラ

腹が減ったが今日は食べないことにしている。とにかく起きてお茶でも飲むべと台所に行く。ティファールのスイッチを入れて、台所に行った時の習慣である冷蔵庫の扉を開ける。これも子供の頃からの癖で、母に何度も叱られたし、妻は冷蔵庫に鍵をつけると言っている。しかしそれにしても、プチ断食をしようという日に限って、どうしてこのように冷蔵庫の中が満杯なのだろうか。

北海道から届いたイクラは、今日明日中には食べてしまわないと美味しくなくなるし、意外にうまかった博多のカラスミ風明太子もまだ残っている。妻がデパートで買ってきたらしい赤魚の粕漬けもある。これはきっとうまい。

コンロの上の圧力釜を開けると、昨夜炊いた白いご飯がたっぷりある。スタッフの実家から届いた新米だ。茨城の久慈米。一緒にもらった舟納豆もあったな。圧力釜で炊いたご飯は電子レンジでチンしなくてもうまいが、イクラのせはあったかいほうがいいか。いや、いただいたカツオの本節を削って、カラスミ風明太子とわさびでお茶漬けというのもなかなかだぞ。

魔王マーラの娘たちが化けた半裸の女が踊りながら寄ってきた時、修行中の釈迦はこのような心境であったのであろう。だが僕は釈迦のように立派ではない。現世に生きる弱い人間である。据え膳食わぬは男の恥。これから御膳を作ることを決意し、プチ断食は撤回だ。冷蔵庫に鍵をつけなかった妻が悪い。とにかく、白飯を食いすぎないためには副菜の充実が不可欠であるからして、赤魚を焼こう。焦げないように上手に焼かねばならない。

乳粥供養

これだけ食欲があるのだから、もう胃は大丈夫だ。食べられないストレスを溜めるより、しっかり食べて素敵な休日を過ごすべきだと声に出して言いながら魚の酒粕を落とし焼き始める。おっと、昨夜のサラダの残りもあるではないか。レタスの上に北海道で買ったバターたっぷりで焼いた目玉焼きをのせてみよう。

魚が焼きあがったのでご飯をチンした。最近、妻が買い替えた我が家のご飯茶碗は小さい。とっても小さいんだよ。温かなご飯にイクラをたっぷりのせて、なるべくおかずからと、レタス、目玉焼き、赤魚を食べてイクラご飯。一気ですね。で、止むを得ずティファールのスイッチを入れて、本節をたっぷり削りカラスミ風明太子を細かく刻む。この茶碗ではお茶漬けは無理ですね、出し汁があふれちゃうもんね、と声に出して言いながら棚から小丼を出す。圧力釜の冷ご飯をさっきと同じぐらいと言いつつ少し余計に盛って、準備した具と刻み海苔、紅生姜少しと、チューブの生わさび、醤油を2滴垂らしてティファールのお湯を注ぐ。これも一気ですね。

菩提樹

がっつり食ったら午前6時少し前。すっごく眠くなってきた。今日は1日、家でゴロゴロしていられる。おお、なんと幸福な日であろう。1回寝たら、この前買ってきた入浴剤を入れた風呂に入ろう。

断食苦行を6年にわたり続けた釈迦は、苦行からは悟りは得られないと判断し乳粥を食べた。飯を食って、沐浴して菩提樹の下で瞑想したのである。俺は6時間で悟ったぜ。

うっぷ、食い過ぎたなと寝室に戻ると、我が家のスジャータは入れ違いに黙って部屋を出て行った。圧力釜の残量をチェックするのだろう。

釈迦と一緒にいた修行者たちは苦行をやめた彼を堕落者と非難したが、釈迦は悟りに達し仏陀になったのである。求道者はいつも、世間の理解を得難いものである。それでも、ベッドに入り、俺はこのままいくと仏陀じゃなくてブタだなと少し反省した。

悔い改めるのは宗派が違う。昔、藤山一郎先生が指揮をしていたスジュータの歌を思い出したが、すぐに寝落ちした。

禁止炭水化物

夜の炭水化物の大量摂取がデブ化を促進するという。そういうわけで我が家で禁止されることになった餅を、友人が事務所に届けてきた。つきたてののし餅のおすそ分け。硬くならないうちにと､包丁で小さく切った。大きく切ってたくさん食べてしまわないように、小さく切ってたくさん食べるのである。で、すぐに3個、事務所のオーブントースターで焼いて食べた。一気ですね。

今夜は妻がいないので、しめしめと残りをカバンに入れて持ち帰った。今夜の一人夕飯は力うどんだ。賃貸マンションだけど餅家だ。

翌日、妻に餅は何個食べたのだと聞かれた。餅をくれた友人が妻も読むLINEグループに「忘れずモチ帰れ」と書き込んでいたのだ。中川順一容疑者、禁止炭水化物の使用で逮捕である。ここは正直に答えるべきか。いや、最も苦手な黙秘を続ければ、自白させるためにカツ丼を出前で取ってくれるかもしれない。

夢判断

オッさんズ夢

人間ドッグの問診票に夢を見るかどうかを尋ねる欄がある。それが病気と関係があるのか。夢を見るのは悪いのか。還暦を目前にしたオッさんは、もう夢を見てはいけないということなのか。

最近、やたらと夢を見る。悪夢ではないが、決して楽しい夢でもない。「最近、調子はどうですか」と定期診断で医者が聞くので、そう報告した。そして、なぜやたらと夢を見るのかと医者に尋ねたが、「夢は記憶の整理ですから」と言う。要領を得ず整理できない。ネットを検索してもよくわからない。確実なのは、どうも眠りが浅いのではないかということ。

以前にも似たようなことがあった。その時は無呼吸症が一つの原因らしいと考えたが、それはＣＰＡＰの着用によって改善した。ところが最近は、ＣＰＡＰをしっかり装着してもハッキリとした夢を見る。ネットをいろいろ検索したら「深夜に高脂肪の食事を摂ると、睡眠は浅くなる」と書いてあった。これか。

夜の炭水化物を禁じられ、深夜の脂質を止められる。還暦を目前にしたオッさんは、もう草食でなければ生きていけないのである。

崖っぷち

寝ているかぎり夢を見ない日はないという。犬だって、眠っているのに突然尻尾を振ることがある。夢を見ているらしい。犬だって夢を見るのだから、還暦に目前にしたオッさんが夢を見たって悪くはないはずだ。

夢は潜在的な願望を充足させるもので、無意識による自己表現だとフロイトが言ったと誰かが言っているのを聞いたことがあるような気がするが定かではない。

学生時代は、フロイトって見た夢を何でもスケベなことに置き換えるオッさんじゃないかと思っていたが、何でもスケベなことに置き換えるオッさんに自分がなっていた。それでも還暦を前にして、もうそんなことはあまり考えなくなったが（あまり、と書くところが我ながら正直である）、山の中の駅で列車に乗り遅れたり、崖っぷちをサンダルで走ったりするのが潜在的願望だとは思えない。山の中の駅にも崖っぷちにも、スケベな願望が入る余地はない。

願望を明確化することを妨げようとする意識によって夢が歪曲されることがある、ということがどこかに書いてあった。何が歪曲されて山の中の駅や崖っぷちになったのか。そこにスケベな願望が入る余地があるのか。

夢は叶うか

一念発起することはないが、この先の夢を持たないわけではない。激励文句の紋切り型に「夢をあきらめないで」というのがある。でも、その夢というのは何なのか、よくわからない。若い頃には夢があったのかと言われると、それも怪しい。「こうしたい」「こうなりたい」というのはいくつもあったが、実現したこともあれば、できずにいることもある。いつの間にか忘れてしまったこともたくさんある。それらが「夢」だったのかというと、ちょっと恥ずかしい。4畳半のアパートに住んで風呂付きの部屋に住みたいと切に思った学生時代からみれば、今は夢のような暮らしだ。でも、これが夢だったかというと、そうじゃないよな。だから今考えている「こうしたい」「こうなりたい」もちょっと恥ずかしいことばかりだし、果たして夢だと言えるのか。

恋せよおやじ

今年の僕の重大ニュースは女子大の講師をやったことだ。なりたかった職業だなどと言うとスケベなオッサンなってしまうが、大学の先生がやりたかった仕事の一つだったことは確かだ。お花畑に舞い込んだ状態を夢見たはずだったのだが、これが案外大変だった。崖っぷちを走る夢は、このことだったのかもしれない。

学生に説教じみたことを言うと嫌われるから注意しているが、それでも、あっという間に時間が経つぞとつい言ってしまう。で、言ってもまったく実感してくれない様子に、自分もそうだったなと思うのである。目の前で喋っているオッさんにだって青春はあったんだよ。命短し恋せよ乙女だ。

歳をとると1年があっという間に過ぎる。時間の長さは人生の割り算だと教わったことがある。10歳の子供の1年間はその子の人生の10分の1で、20歳なら20分の1。60歳の場合は60分の1のスピードで1年が過ぎる。そのことを学生諸君に話したが、キョトンとしている。目の前で喋っているオッさんが、残りの人生を焦りつつ、腹を突き出しながら自分たちの3倍のスピードで毎日を過ごしているとは想像できないだろう。

夢の目標管理

学生時代、風呂付きの部屋に住むことだけを夢見たわけじゃない。文芸サークルにいたから、いずれ芥川賞や直木賞を取るという夢だってあった。でも、恥ずかしいから言わなかったし、仲間も同じように言わなかった。いい仲間だったが、夢を語り合うことをしないようにしていたのかな。うっかり言うと笑われる、そんな感じがあったのかな。

功なり名を遂げた人たちを取材していて思うのは、自分の夢を恥ずかしがらずに口に出して言う人のほうが、その達成率は高いようだ。言葉は思考や行動を誘導するし、目標管理がしやすい。今の僕は、総理大臣が主催するお花見で反社の方と一緒に焼き鳥を食べるのが夢だと言う人がいても、その人に「頑張ってください」と言える人にならなければいけないと思っているよ、後輩諸君。でも、まだ自分は口に出して夢を語る領域に至っていない。夢が実現しにくいタイプのままだ。

令和になってすぐ、書きためた雑文を本の形にした。「出版おめでとう」と言ってくれた人が何人かいるが、それで夢が叶ったわけではない。以前から何冊か出していたガス業界向けの本のほうが売れたが、それでも心優しい方々のご協力で印刷代は十分賄えている。フロイトは『夢判断』の初版６００部を完売するために8年間かかったらしい。それに比べれば上出来だ。もう少し、世の中の役に立つ本を出したいが、それは夢のまた夢だ。

ねずみの一念発起

高校時代に愛読した芥川も太宰も啄木も、卒業論文に選択した高橋和巳も、みんな若くして逝った。俺もいずれそうなるのだろうと思っていたが、世に残る作品の一つも書けず、日々の稼ぎに追われているうちになんと還暦である。若い頃は長生きをしたいなどとは考えなかったが、こうなってくると少し焦ってくる。このまま終わったらちょっと残念だ、と。

還暦はもう一度生まれ変わることを言うらしいが、これから60年は生きられまい。それに、また最初からやるのは面倒で、やってもきっとあそこをすべってあそこに入り、卒業してまた同じ仕事に就き、うっかり独立してままならぬ経営に四苦八苦するのだろう。ならばこのまま、あそこに入った縁を大事にし、長くやっているこの仕事で、お世話になった方々への恩に報いるために地道にやるしかない。報いねばならぬ恩はたくさんあるから、恩返しには時間がかかる。そのために少しでも長生きするには、医者と妻の言いつけを守り、暴飲暴食を控えねばならない。それがなかなか大変だ。

あそこの大学の同窓会誌の新年号に、年男の一念発起について書いてみろと言われた。5度目の年男を迎え、一念発起は宣言せず、今日より少し節制し、今日より少しはちゃんとしようと心密かに思うのみである。

今年も皆様のおかげで年が越せます。ありがたいことだと思いつつ、還暦とオリンピックの年を迎えます。皆様、良いお年を。

（2019年12月）

この頃考えたこと●猛暑三選

この頃はまだ、コロナのコの字も知らなかった。

２０１９年12月８日、中国・武漢で原因不明の肺炎患者が初確認される。12月30日に武漢市中心病院の医師がＳＮＳグループにウィルス検査結果を投稿し、翌31日、中国政府がＷＨＯに肺炎について報告を行う。武漢の華南海鮮卸売市場が閉鎖されたのは、年明け２０２０年１月１日。

続けて書いておくと、武漢の市場が閉鎖された日、武漢警察はＳＮＳに検査結果を投稿した医師を含め８人を呼び出し、１月20日になるまでヒト—ヒト感染の情報を統制する。このあたりのことを知るのは、僕は年明け２月頃のことだ。ネットには情報が流れていたらしいけれど。

クルーズ客船「ダイヤモンド・プリンセス」は２月３日夜に横浜港の大黒埠頭沖に停泊。乗客は２６６６人と乗務員は１０４５人、合計３７１１人が乗っていたが下船できずにいた。２月19日から下船が始まり、全員が下船できたのは３月１日だった。

２０１９年後半、この頃の大きな関心は、もっぱら、来年の東京オリンピックのことだった。ただ、この「レガシー」にはあまり賛成できなかったいな、と。あとで問題になる汚職はともかく、夏の暑い中で運動して大丈夫か、という心配。２０１９年は記録的な猛暑だった。

この年は、５月、６月から全国各地で猛暑。北海道のサロマ湖あたりで5月に全国史上最高の39・５度を記録。熱中症による死亡者数は１０００人を超え、月別の熱中症死亡者数としては過去最多となった。さらにこの年は、全国のアメダス地点における日最高気温が35度以上の日＝「猛暑日」の年間の延べ地点数が６０００地点を超え、これも過去最多を記録した。

ところがその後、毎年同じように猛暑が生じ、各地で記録更新が見られるようになる。

風水害の被害も甚大化し、９月の台風は「令和元年房総半島台風」とネーミングされ、家々の屋根を吹き飛ばした。10月の台風では武蔵小杉のタワマンが泥水に浸かった。こうなったら、どこに引っ越しても暑いし台風は来る。さっき「２０１９年は記録的な猛暑だった」と書いたが、「２０１９年も記録的な猛暑だった」。

そして、コロナ元年

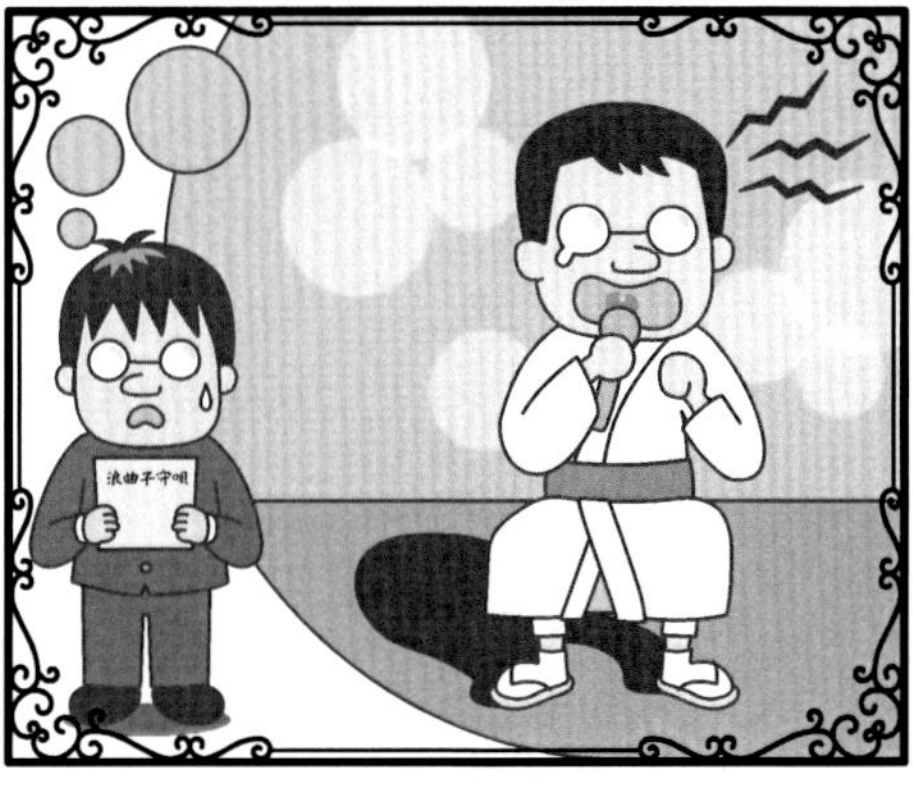

すでにヘイセイを失った

ここらでやめても…

2月から憂鬱な日々が続き、とうとうＴＵＢＥも歌えない夏になった。人前で大声を出してはいけない。思わず1人カラオケで、昭和のスター・小林旭の『自動車ショー歌』を絶唱したいと思ったが、不謹慎だからやめた。それにカラオケに行くことは自粛しているし。♪ここらでやめてもいいコロナ♪

以前、世の中がまだ平和だった頃、3密のお店で飲んでいたら、女の子がカラオケで尾崎を歌ってくれと言う。それじゃあと『また逢う日まで』を入れろと言ったら、違うと言う。彼女は、尾崎豊を歌って欲しかったそうだ。俺が似ているからか、と聞くと、「違う違う」と言う。違うは一回でいい。同世代なら尾崎豊だろうと思ったらしい。彼は昭和最後のスターの一人で、平成になって早々に亡くなった。

平成の終わり頃、彼の歌をＣＭに使ったらクレームが来て放送中止になった。♪盗んだバイクで走り出す♪が、青少年に悪影響を与えるのだそうだ。昭和の頃もバイクを盗むのはいけないことだったが、平成では歌ってもいけなくなった。おじさんは昭和を懐かしんだ。

新しい生活様式

森繁のサラリーマン映画が流行った頃の部長さんの中には、挨拶代わりにＯＬのお尻を触る人がいた。昭和の頃もお尻を触るのはいけないことだったが、「まったく部長ったら」ですんだ。でも平成後期にそれをやったら、クビになって退職金がもらえなくとも文句が言えなくなった。おじさんはそれを懐かしんでもいけない。

時代は変わった。

平成時代にひたすら昭和を懐かしんでいたら、令和になっていきなりコロナである。先輩が「コロナはいけない。やっぱりスカイラインだ」とマスクを外して叫んだ。若い諸君は、何を言っているのかわからないだろ。

緊急事態宣言が解かれても「新しい生活様式」で「新しい日常」を営めと言う。国家はそのために、国民に10万円と小さなマスクを配った。

新しい生活様式では、食事中は話をするなと言う。映画『家族ゲーム』のように、横並びで会話せず食事をするのが推奨されている。女性にうっかり「今度お食事でもご一緒に」と言ったら、ホテルに誘ったような目で見られるかもしれない。時代は変わった。文句ばかり言っていたが、平成が懐かしい。

昭和の男

昭和の頃は、風呂で浪花節をうなるオッサンがいた。浪花節と浪曲は一緒で、都々逸とは違うらしい。金もいらなきゃ女もいらぬ〜あたしゃも少し背が欲しぃ……は、歌謡浪曲である。あんあああんあんあんああんあんあああ〜。

マイクの前で着流しのオッサンが「逃げた女房にゃ」とだみ声で歌う『浪曲子守唄』というのがあった。1963年に発売され、99年までに200万枚を売上げたダブルミリオンセラー。歌っているのは一節太郎。発売時、僕はまだ幼児だったが、その後延々と売れていたので、今も1番だけなら歌詞カードなしで歌える。

中学生ぐらいになって、この歌のオッサンのような人生を歩んではいけないと強く思った。「未練はない」と言いつつ未練タラタラであることは14歳にだってわかる。しかもこのオッサン、女房に逃げられたことについて少しも反省していない。いくら子守歌が苦手でも、腹が減って泣く赤ん坊に浪花節を聞かせてどーする。ホント馬鹿な男だ。

浪花節だよ人生は

高校生になって古本屋の店先にこの歌の古レコードが売っていたのでジャケットの歌詞

を読むと、2番に「詫びる心の浪花節」とある。反省も浪花節なんだなこのオッサン、と思って3番の歌詞を読んで、やっぱりダメだなこの男と思った。自分の赤ん坊をあやしてくれる飯場の飯炊き女が別れた女房にどこか似ていて、飯場の連中に「噂をたてるなよ」とくぎを刺して浪花節を歌っている。お乳欲しがっているのは誰なんだよ、と赤ん坊を不憫に思った17歳の僕……と、ここまでの話についてきたあなたは、きっと昭和史に造詣が深い博識な若者か50歳以上の一般市民だろう。

自慢じゃないが話は長い方だ。『浪曲子守唄』についてここまで一気に話したら、「それって何の歌ですか」と聞かれた。20代と40代。20代は仕方ないが、40代も知らないと言うのには驚いた。感慨にふけり思わず浪花節をうなりそうになった。

この歌をモチーフにした東映映画があって、主演が千葉真一でその子供役が真田広之だった、という話をしようと思ったのに。逃げた女房は野際陽子じゃないぞ。

だいじょぶだ

昭和の話を延々してもそれが理解されなくなっている。平成生まれも30歳を超えた今、昭和ははるか昔のことだ。平成生まれの諸君は、北条政子と大屋政子の区別もつかないだろう。おとうちゃん！

弘田三枝子を追悼したいがカラオケに行けない。僕は人形よりもジャングル大帝『レオのうた』だな。西武じゃないぞ。久しぶりに彼女の歌を聞いたが、あの人も歌い出しにHをつける。「あいされて」は「HAISARETE」。坂本九も「HUEHOMUUITE」と歌ってたな。練習してぇなぁ。

昭和時代に終了した『8時だョ！全員集合』の世代の僕は、志村けんより荒井注。それでも志村の『バカ殿』は面白かったので、彼が朝ドラに出るというので楽しみしていた。

喜劇役者がシリアスな演技に転向すると、なかなかいい味を出すことがある。少し遅かったな。アジャパーの伴淳三郎は『飢餓海峡』などでの刑事役がはまり役だ。いかりや長介も晩年はいい味を出していたし、必殺の藤田まことも、若い頃は軽薄な兄さんだったな。

俺も長年のイメージを変えるべきか。もう遅いか。

担ぎ屋

傘がない

YouTubeにある昭和の映像を見ていて思うのは、当時のサラリーマンは通勤で大きな荷物を持っていない。鞄さえ持たず電車に乗っている人も多かった。サラリーマンの鞄が大きくなったのは、いつからだろうか。

貧乏性なのか、他人よりいつも荷物が多く、鞄が大きく重いという自覚はある。小学校1年生の時のランドセルはクラスで一番大きくて重かった。身体はクラスで一番小さかった。だが1983年(昭和58年)の新入社員時代、会社に行く僕の持ち物は書類封筒1つだった。角2サイズでヒモがついていて、締めるときはそれでクルクルしばる。ビニール袋に入っていたな。そこに文庫本を入れて、雨が降りそうな日は折り畳みの傘を持った。それがいつのまにか、毎日大きな荷物を持って出社するようになった。傘は、天気予報がどうであれ毎日持っている。

折り畳み傘は限りなくコンパクトになった。あまりに小さくて、鞄に入っているのを忘れて新しいのを買ってしまったりする。コンパクトな分、広げても小さい。せっかく差してもずぶ濡れになるので大きな折り畳みに代えた。４００グラム。重い。東京の雨の日は年間１００日。傘がいるのは１週間に２日。傘なんて、コンビニで５００円も出せば立派なのが買える。なのに、４００グラムを毎日背負っている。

毎月１回は、生産者から事務所にいただく精米したてのお米を5キロ積む。一緒にもらう野菜も詰める。傘は置いていくことにした日に限って夕立に遭い、コンビニが見つからない。

バックパッカー

ほぼ毎日、ノートパソコンを持って出かけるようになって15年以上は経つだろう。タブレットが軽くて便利だと変えてみたが、仕事をするにはやっぱりパソコンである。軽くて薄いのを探したが、小さいのはキーボードが使いにくい。結局、1.5キロのパソコンを背負うことになっている。

いまやネット検索だけでなく、たいていのことはスマホで完了するし、最近始めたZoom会議もスマホで十分だ。それでもノートパソコンがないと仕事にならない。おじさんは、スマホの文字入力が苦手なのだ。

それにしても、いまサラリーマンで手ぶらで会社に行く人はどのぐらいいるのだろうか。以前は、リュックサックを背負って電車に乗るのは子供かアキバ系の男子だけだったが、僕のように、スーツでリュック鞄を背負っている男も珍しくなくなった。昭和の人が見たら、電車の中は復員兵ばかりだと思うだろうなあ。

リュックを背負うとスーツが皺になる。自分のイメージでは、スーツを着てリュックを背負い自転車で颯爽と通勤するニューヨークのビジネスマン風だが、客観的にはママチャリに乗った中年のUber Eatsだということは知っている。

バターン死の行進

いつからだろうか、お出かけには必ずペットボトルのお茶か水を持参するようになった。これも重い。600ミリリットルの「健康ミネラル麦茶」は重さ600グラムである。

画家・山下清も大きなリュックを背負って放浪していたが、水筒を下げていただろうか。僕は目的地と到着時間が明確な時も大きなリュックでペットボトルも持っている。水筒を下げているのは、兵隊さんなんだな。

帝国陸軍の兵隊は、4キロの小銃、700グラムの銃剣を下げ、そのほか装備一式と鉄棒、米などで20キロ以上を背負っていたらしい。僕の場合、1.5キロのパソコンと周辺機器と傘とミネラル麦茶と読んでない本で小銃ぐらい。暑い日は辛い。ミネラル麦茶をがぶがぶ飲んで軽くする。

全国各地、そこら中にコンビニがあるのだから、お出かけはスマホさえ持っていればなんとかなる……とは思うのだけど、電池切れで焦った時の記憶や、震災で歩いて帰った人の話を思い出し、また荷物が増えることになる。

「人の一生は重き荷を背負いて遠き道を行くがごとし」と徳川家康は言った。「不自由を常とおもへば不足なし」とも言っていたが、不自由が心配で今日もまた荷物が増える。毎日こんなに重いのを背負っているのに、痩せないのはなぜだ。

たいがいマスク

マカロニほうれん荘

全国各地、そこら中にコンビニがあるのだから、お出かけはスマホさえ持っていればなんとかなる……と思ったら、そうはいかなかくなった。マスクをしていないと、店にも入れず電車にも乗れなくなったのだ。

マスク不足が深刻な時期は、いま思えば滑稽なほど奔走した。自分の分は何とかなっていたが、関係先で困っているところにまわすため随分高いものも買った。3月に大量注文していたのが届いたのは4月末。余裕が出て他の医療機関や福祉関係に配り始めた頃には品不足も解消されかけていたが、それでも感謝してもらえた。10人ちょっとのスタッフが1年間は買わなくて済むよう書庫に積み上げたマスクは、4月には宝物に見えたが、7月には邪魔に思えてきた。

近頃街でよく見る黒いマスクは、高校時代に愛読した『マカロニほうれん荘』で見たのが最初だ。作者・鴨川つばめの創作だと思っていたら、その後、大正時代の絵や写真に出ているのを見て、昔は黒くてとんがったのがあったんだと知ったが、令和で復活した。調べたら、昔は白い生地よりも黒い方が安かったらしい。

シールド

マスクの品薄が解消しても手作りをしたり、おしゃれの観点で毎日選んでつける人もいるようだ。女子高生たちはシールを貼ってデコマスクを楽しんでいる。めんどくさいマスクも、しなければならないのであれば楽しむしかない。実に見習うべきだと思うが、そうなると今度は「マスクは白」という校則も発令されるだろう。自粛警察の監視項目も増える。制服業者がスクールマスクの談合をするかもしれない。可愛いのにしてね。

暑くなって、夏用涼感マスクというのも登場している。そのうち、食べたり歌ったりするときにはパカっと自動で開くマスクも出るだろう。

僕は高いときに会社に買い込んだマスクを、発注者の責任として消費しなければならないので当分新しいマスクは買えない。国会でただ一人、小さなマスクをしていた総理も大量発注の責任をとっているのかと思ったら、いつのまにかみんなと同じマスクをするようになっていた。

講演会用にマウスシールドを買ったが、宇都宮健児風だと不評であえなく落選。事務所の打ち合わせテーブルにはアクリルボードを設置したが、なんだか刑務所の接見室のようになっている。

熱中症対策

夏にマスクをするのは暑くてかなわない。辛いがコロナで苦しむよりましだ。でも、コロナを避けて熱中症で死んでは大変なので、若い子や去年まで大勢いた中国人旅行者たちが愛用していた携帯扇風機を買い、首から下げて、顔に風をあてながら歩いている。妻は「恥ずかしいからやめて」と言うが、熱中症で死んだらどうする。私は、恥を忍んで生きる道を選んだ。高級官僚になればよかった。

5月の終わり、まだ暑さが激しくなる前、品不足前に手配しようと「冷えピタシート」をネットで買った。個数とダースのボタンを間違って押して想定の12倍届いた。暑い日は、「冷えピタシート」を首に貼って歩いている。妻は「恥ずかしいからやめて」と言うが、熱中症で死んだらどうする。私は、生きるために恥を恥とも思わなくなった。広島で政治家になればよかった。

子供の頃から「口にチャックをしろ」とよく叱られた。チャックはできないが、マスクならときどきしてもいいだろうと思っていたが、世の中の人全員がマスクをする時代が来るとは思わなかった。大きなマスクで顔を覆っているから人相もわからないだろうと思うのだが、通りで「こんにちは」と挨拶されたりする。人の顔は半分ぐらい隠れていても判別できるものらしい。

良かれと思ってやったことが案外ウケなくて、それどころか文句を言われたり、間抜けと笑われてしまうことはよくある。例えば、紅茶を飲んでる動画をアップしちゃうとか。

「いいことを思いついた」と政府が配り始めたアベノマスクも、ボロクソに言われた。発案者には気の毒だが、どう考えてもあれは失敗だよ。失敗したと思ったらすぐやめる。それができずに前回、戦争で負けてしまったことを忘れちゃったんだろうか。僕たちは戦争は知らないけど、給食当番の時にあれと同じマスクをして、何度か洗うとどんどん小さくなっていったのを覚えている。

コロナ歳時記

緊急事態

クルーズ船の感染のニュースが流れた頃は、正直、他人事だった。一昨年から月3回ペースで札幌に出張していたが、2月の雪まつりのあたりから怪しくなってきた。「今週、北海道に行く」と言ったら「出征兵士を見送るようだわ」とお姉さんに言われた。見送ったことがあるのだろうか。

3月になると東京の感染者が増えてきた。自粛モードに入っていたが、志村けんのことがニュースになると、各地から、出張して来なくていいと言われるようになった。

オリンピックの延期が決まるや緊急事態宣言となり、当社もテレワーク体制となった。徒歩で出社できる社長（僕）とご近所から歩いてくるパートさんが交代で事務所に出て、他のスタッフは自宅作業。電話をしている時に限って電話が鳴り、宅急便や郵便屋さんが来る。オンライン用のカメラや大型モニター、在宅スタッフ用のパソコンやプリンタを買い、毎日マスクや消毒液を売っているところはないか検索するなど、忙しい日々が続いた。

忙しいのは業務だけではない。事務所を出る前に妻からのLINEを見て、今日の買い出しを確認する。なるべく空いているスーパーや、テイクアウトのお店に寄って、リュックに詰めて帰る。専属Uber Eats。

ステイホーム

4月、5月の緊急事態宣言中は本が売れたという。企業向けの本ばかりの当社はそんなことはなかったが、企業が買って家庭に配布する冊子やチラシの売り上げは増えた。誰が仕掛けたのか「自分の好きな本を1日1冊、7日間Facebookに投稿する」ということも流行ったようだ。なんだかチェーンメールのような感じだったので参加は辞退した。

コロナ騒動の中で、もう一度読んでみようと家の本棚でカミュの『ペスト』を探したが、なかった。読んだつもりで読んでいなかったのか。でも、あらすじは知っている。学生の時、仏文の後輩に酒を飲みながらストーリーを教えてもらったのかもしれない。昔から、登場人物がカタカナの本は苦手だった。リウーは医者だが、タルーとコタールの区別がつかない。

震災の時、石原慎太郎が「天罰だ」と言ったと聞き、不条理を知らなくても芥川賞は獲れるらしいと思ったが、しかし今こそ読んでおかねばとAmazonで『ペスト』を注文した。新潮文庫91刷が発売されるまで少し待たされた。

家で本を読まずに賭け麻雀をしている人がいた。これからは子供たちに、博打をしても捕まらず莫大な退職金がもらえるから、一生懸命勉強して東大に行き司法試験に合格しなさいと教えねばならない。

六法や重要判例を暗記できるぐらいなら、麻雀のセオリーを覚えるのは簡単だろう。文学部出身の僕は、法律は正木典膳先生に教わった。点ピンなら起訴しないと検察庁がお墨付きをくれたが、点ピンでも負ければ結構な額になる。ああ、法の理念よ、確信犯よ。典膳先生はお嘆きになるだろう。

大学2年の時のある日、アパートにいると高橋和巳ゼミの先輩から「麻雀やりたいんだが面子が足りない。集めてくれないか」と電話があった。「あと何人ですか」と聞くと「君が来れば、あと2人」。先輩にとって僕は、余人をもって代えがたい人物だったのだろう。そんなことを思い出した。

Go To ホーム

5月の終わりに乗った新幹線も、6月初めの飛行機もガラガラだった。飲食店や旅行業界は大変だな、と思っていたら、7月に「Go To トラベルキャンペーン」が始まった。感染が再拡大した時期だったから大丈夫かなと思ったら、東京だけ除外となった。出張が優遇されることはなくなった。お盆になって「帰省は控えて」と呼びかける自治体も出ている。「移動は控えてほしいが、移動したら補助を出す」と言う。よくわからない。

都心のホテルも観光地もガラガラだ。一方で、医療現場は崩壊の危機が心配されている。この際、地方のリゾートを国が借り上げて、感染者の退避施設にしてはどうか。抗体検査やPCRをガンガンやって大丈夫な人をどんどん現地で採用すれば雇用対策になる。軽症者はゴルフをやって温泉につかってゆったり2週間。企画はJTBやHIS。現地までの輸送は余っている観光バスや鉄道の貸切車両。全額無料、国の負担。こういうのやってくれたら献金しますよ、二階さん。

歴史に学ぶ

フェイクニュース

『マカロニほうれん荘』の黒いマスクは、大正時代のスペイン風邪の頃の絵や写真がもとになっているらしい。１００年前のスペイン風邪は、スペインがもとではないというのは最近あちこちで書かれている。

スペイン風邪で世界の経済にどんな影響を与えたのか、西洋史を研究する大学院生に調べさせたが、適当な資料がみつからないと言う。スペイン風邪の流行期と第一次世界大戦が重なるため、戦場となったヨーロッパの経済的なダメージや、日本やアメリカなどの戦争好景気、その反動の不景気など、戦争の影響ですべて語られてしまっているからのようだ。だとすると、日本と違って歴史に学ぼうとする為政者がいる国は、コロナによる経済的ダメージを戦争によって挽回しようと画策するかもしれない。

大学院生に教わったのだが、コロナを理由に大統領選を先延ばしにしようとしているドナルド・トランプの祖父フレデリック・トランプ（フリードリヒ・トルンプ）は、スペイン風邪で死んだらしい。フレデリック氏は兵役を逃れてドイツから移民してきて財を成した。ウィキペディアにも書いてあるから、わりと知られていることなのだろう。あるいは、トランプ家では「じいさんはただの風邪で死んだ」ことになっているのかもしれない。

自分で決める

移民嫌いのトランプが建てたメキシコ国境の壁は、暴風雨で倒壊したという情報もある。世界中がコロナと自然災害で大変なことになっている。日本の豪雨災害も、年々すごいことになってきている。感染のことがあるからボランティア集めも大変らしい。

コロナ禍の経営への影響は確実に出ている。それでもこうやって「のらこみ」を出せるのだから、当社の現状の損害は軽微である。でも安心はできない。秋からが怖い。広告・

印刷業界はそろそろ来年のカレンダーを考えねばならないが、当社に来年があるのか心配だ。

コロナ禍の中で、われわれはいったいどうすればいいのか。

「ちょっとトイレに行ってくるので荷物を見ていてください」と頼んだのに、戻ってきたら荷物がない。「荷物を見ていてくださいって頼んだでしょ」「見てましたよ。知らない男が持っていきました」……コロナウイルスの感染拡大を、政府は「緊張感を持って見守っている」とのことです。

出かけるか出かけないか。自分で決めるというのは、案外大変だ。大変だけど、あてにならないと文句を言っている相手に「決めてください」というのも変だな。誰が感染してもおかしくない状況で、それでも食うためには働かなければならい。自分で決められるのは、手洗い、消毒、3密回避……ぐらい。せいぜい睡眠をとって栄養をとって、ストレスを減らして免疫力アップ。皆様も、どうかご自愛ください。

（2020年8月）

この頃考えたこと●恐怖注意報

千葉の台風で「災害に強いエネルギー・LPガス」は大活躍した。その様子を講演会で話してもらおうと親しいガス業者に依頼したが、コロナで講演会は中止になった。この会社の代表は若い頃から親しい人で、なかなかのアイデアマン。そして、物知りだった。社員に聞いたのだが、まだ誰もコロナのことを気にしていなかった、というかコの字も知らなかった正月に「今年はオリンピックで海外からの入国者が増える。知らない病気も入ってくるかもしれないからマスクを備蓄しておくように」と訓示したという。すごいね。こういう人がビジネスでも成功するのだろう。会社はしっかりマスクを用意したが、期限切れの消毒液を捨ててしまったと、あとから総務部長が悔しがっていた。

この頃、国内は安倍恐怖政治、海外はトランプ狂気政治だったが、コロナですっ飛んだ感じだった。まだ日本にいれば、政治の恐怖は命の恐怖につながらない。ただただ感染に怯えていた。

この時期、高いマスクも買ったが、パソコン周辺機器を随分買った。カメラ、マイクなどなど。在宅の社員のためにも手配したが、マスク同様、最初はなかなか手に入らなかった。今、事務所の棚には性能が悪いマイクやカメラが置きっ放しになっていて、書庫には誰も使いたがらない青いマスクが大きな段ボールに2箱残っている。

2020年3月24日、東京五輪・パラリンピックの1年程度延期が決定。

3月29日、志村けんさんが新型コロナウイルスによる肺炎で死去。

4月1日、安倍晋三首相が布マスク2枚を全世帯に配布する方針を示す。

4月7日、7都府県に緊急事態宣言を発令。16日、宣言を全国に拡大。16日、一律10万円給付の予算組み替えを決定。

7月10日、Go To トラベルキャンペーンを前倒しして22日からの開始を発表。

感染防止か経済を回すかの議論の中で、元々あまり経済が回っていない僕は、感染防止に一票。

日々是マスクと手洗い

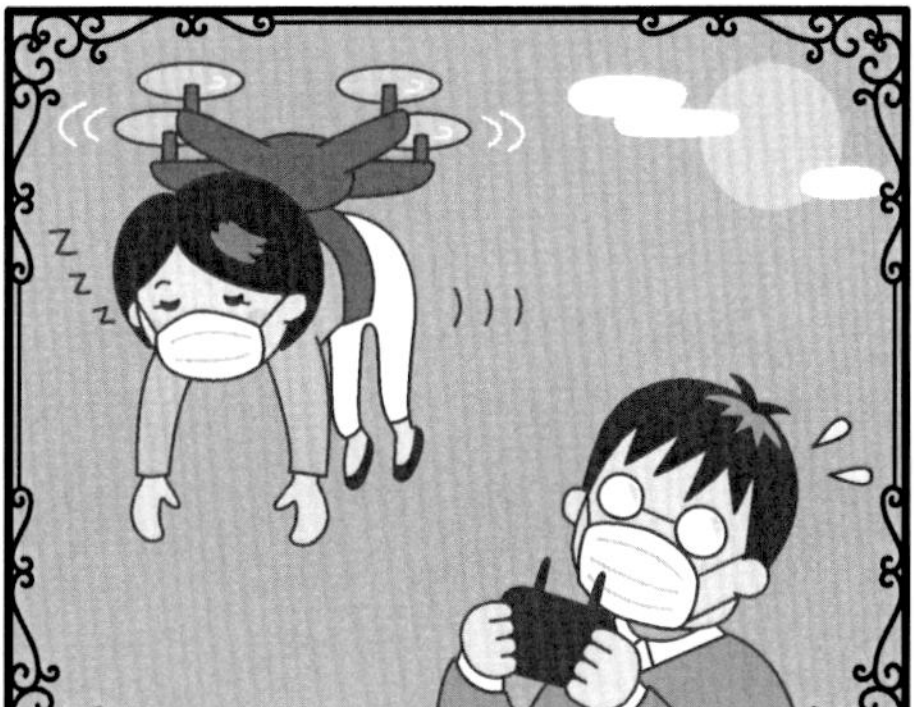

さらばコロナよ

ドローン

会社でドローンを買った。クライアントのイベント撮影や屋根点検の手伝いのためだ。これで山の中のポツンと一軒家も探すことができる。

それにしても最近のドローンの性能はすごい。建物にぶつかりそうになると自動で避ける安全機能が付いている。驚いたのは、充電されたバッテリーの残量を自動的に測り、目的地に向かう途中でも帰りの分の燃料がないと判断すると、どんなにリモコン操作をしても勝手に出発地に戻ってくるのだ。零戦にこの機能がついていたら、知覧の特攻隊員は死なずにすんだ。

Go To イートはまだ始まっていなかったが、少し緩んだので妻と外食し少し余計に酒を飲んだ。店を出てすぐに、彼女はもう歩きたくない、早く家に帰りたいと言い出した。酔っているのか。「あのな、ドローンだって帰りのエネルギーを残している。それができないのは子供かボケ老人だけだ」と言うと、「良かった、子供で」とトローンとした目で言った。マスクでよくわからないが、笑っているようだ。捨てて帰るわけにもいかず、タクシーを拾った。

銀座の彼方

医療ジャーナリストの先輩が、酒に酔うと免疫力が下がるから気をつけろと言っていた。酔ったところにウイルスが入ったり、がん細胞ができたりしたら大変なことになる。コロナの特効薬ができるまでは、銀座の彼方・イスカンダルに行こうが、必ずここに帰ってくると強い意志を持って飲みに出かけねばならない。

免疫力を高めれば、コロナもがんも怖くないはずだ。そのためにはバランスの良い食事と適度な運動、そして十分な睡眠が大切だ。ネットで調べたら、神経繊維を刺激する爪もみやツボ押しも免疫力アップに効果があるという。さらに笑うことも大事だと書いてある。笑いは免疫力を高め、過剰になれば抑制もするのだそうだ。手を振る人には笑顔で応えねばならない。

病気は忖度をしない。憂鬱で不安な毎日だが、感染防止と経済の両立、自己管理とストレス解消の連立を図らねばならない。我は征く。マスクをした頬のままで。さらばコロナよ。

年末ジャンボ

11月の終わりで新型コロナウイルスの感染者は国内で14万人を超えた。1万人のうち12人ぐらい、1、000人で1人以上。この確率をどう考えるか。

年末ジャンボ宝くじの1等の当選確率は2、000万分の1で、5万円以上の高額当選が100万分の1。それでもいつかはきっと当たると毎回買っている。コロナにはその1、000倍以上の確率で当たるのである。しかも、宝くじは当たらなくても死なないが、コロナは重症化すると怖い。で、そんなことを言っているうちに、東京の感染者はついに300人に1人を超えた。だんだんすごいことになってきた。

「インフルエンザだって死ぬ患者も多いぞ」と脅す人がいる。たしかにインフルエンザの患者は毎年1、000万人を超え、死者も1、000人を超えるらしい。コロナかインフルエンザか。電気椅子か縛り首か。どっちも嫌だから手を洗う。消毒液の使い過ぎで手荒れだわ。

警戒レベル4

コロナ対策で困るのは、相手の警戒度がわからないということだ。日頃から神経質だと思っている相手が、案外平気で経済重視派だったり、ふだんあんなに無神経な奴が異常警戒していたり、と。検温だ消毒だ換気だ加湿だとマスクをせずに騒いでいる社長とか（当社）、まったくもって対処が大変だ。

こちらは平気でも相手は不安だったり、相手は平気なようだがこっちは困るということがある。ならば国民はみな自身の警戒レベルが4段階のうちの何番目かを表示して歩くようにすればいい。警戒レベルの高い方に合わせるのがルール。嫌な奴が近寄ってきたら警戒レベルを上げる。国がお決めにならなくても、ご自分でやっていいでしょ、小池サン。

感染予防か経済か、どっちなんだよと迫られると困ってしまう。一応、会社をやっているから経済は大事だ。でも、命も惜しい。死んで花実が咲くものか、とは思うが、金が入らなきゃ死んだも同然。「私と仕事とどっちが大事?」は、ドラマで良くある相手を困らせる時のセリフだ。

マスクしズム

四面楚歌

食事をして店を出た友人は、しばらく歩いたあとでマスクを忘れてきたことに気がついた。入るときには検温とマスク着用チェックがあるが、出るときはノーチェックだから、マスクなしで街を歩いていたのだ。これはズボンのファスナーを下ろしたまま歩いたも同然である。よくぞ逮捕されなかったと思いつつ、コンビニで買おうとしたがダメだ。マスクなしではコンビニに入店できない。さっきの店に戻ろうかと思ったがダメだ。マスクを着用していない人は入店できない。えらい時代になった。

マスクをつけたり外したりしながらの会食を黒岩知事が推奨している。食事中も黙っていられないタイプの人間が考えたことなのだろうと多少の理解を示しやってみたが、やっぱり面倒くさい。高級レストランでも、片耳にマスクをぶら下げて食事をしているのだろうか。カニを食う時はどうする。

以心伝心

カレーうどんやナポリタンを食べた後は、シャツのシミを見て反省するが、自分が食事中にどのくらいの飛沫を飛ばしているのかは考えたことがなかった。喋らなくたって、ラーメンや蕎麦などは確実に飛沫系食品ではないか。汁にもウイルスが入る。

明治生まれの祖父は、食事は黙ってするものだと言っていた。会食を規制できないなら、沈黙会食を推奨すればいい。黙っていても通じる相手としかお食事には行けないのである。もはや夫婦で外食はできない。

レストランで座ったら自動的にシールドが下りてくる、そんな装置も考案されているようだ。鳥籠に入れられて餌を食うようだな。そういえば、高校の時に弁当のフタを立てて中身を見せないようにして食べている奴がいたな。あのフタを天地左右に大きくすれば飛沫防止フェンスになる。

革マス派

最近、階段の昇り降りがキツイ。太ったからだと妻は言うが、マスクのせいで息が苦しいのだ。マスクの夏を乗り切ったのだからそろそろ慣れてもいい頃だと思うが、やっぱりうっとうしい。トランプは支持しないが、気持ちはわかる。僕もマスクなしで人前で踊りたい。政府がマスクを強制したら革命家になるかもしれない。

知人からいただいた手作りマスクをしてみた。布製は息が苦しくなく、メガネも曇らない。こいつはいいと、もったいなくて使わなかった高級結城紬マスクも使ってみた。これも良し。ただ、何度か洗うと縮んでくる。アベノマスクと同じだ。小さなマスクで顎が見えるのは、現代では格好が悪い方に属す。スカートの丈同様、いずれ流行は変わるから、見えそうなぐらいが流行るまではしまっておくことにする。

赤色ギャング

友人がマスクの代用で顔にバンダナを巻いてきた。西部の銀行強盗のような感じだ。マスクがつらいからだそうだが、ふつうの布はウィルスや花粉にはあまり効果がないという。飛沫を飛ばさない努力をしています、という証明。お扇子で顔を覆いながらのお食事も、公家風で良いかもしれない。一億総上流意識でおじゃる。おほほほほ。

平成の半ばごろまでは、歩きタバコをする人間が多かった。いま、新宿区の路上で歩きタバコをしている人間は変な奴だから注意をせず、目を合わせないようにしている。

昭和の東京オリンピックを前に、日本人の悪癖である立ち小便の根絶運動が起きた。しかしそれでも、昭和の終わり頃にはまだ、飲み屋街の路地で立ちションする姿が見られた。

こういう情勢にもかかわらず飲み屋や新幹線の中で酔っ払って大声を出す人間がいる。令和が10年以上経たなければあのテの人間は根絶されないだろう。

非合法活動

息が苦しくならずに、しかも感染予防効果があるマスクはないかと探していたら、いいのがあった。洗える抗菌マスクで、形が山型に突き出ている。最初は犬かキツネ用かと思ったが、してみると案外快適である。この際、ちょっと変なのは我慢する。外したって、ちょっと変なのだから。

マスク着用は不便なことばかりではない。化粧が楽になったという女子もいるが、オッサンの場合は昼飯のチョイスが楽になった。打ち合わせ前でも蕎麦にネギをたくさん入れられる。昨日は、西早稲田の名店「蝦夷菊」の味噌ラーメンに、ニンニクをたっぷり入れて食べた。餃子屋はマスクなしではダメなんだよ、堀江くん。

毎日髭を剃らなくてよくなったと言っている人がいた。そういえばそうだな。ついでに鼻毛も伸ばしたましていれば、外出先でマスクを外そうとは思わなくなる。コロナ禍では、これまでやってはいけないこともやれるようになった。しかしまだ、認知されたわけではない。
私は鼻毛が伸びたニンニク臭い人間です。人前ではゼッタイにマスクを外しません。

長崎の予て

イヨマンテの夜

テレビの「懐かしのメロディ」を見ていると「つまんない」と妻がチャンネルを替える。彼女は過去を振り返らないタイプなのだそうだ。常に過失を認めないのは、過去を振り返らないからだな。

昭和歌謡好きとしては今年の朝ドラは楽しかった。話題の出演者が途中で亡くなったり撮影ができなくなったりと大変だったようだが、在宅や時差出勤でほとんど毎日見ることができた。

『エール』のモデルたちのほとんどを、生きているときに見たことあるぞ。古関裕而大先生は、欽ちゃんの『オールスター家族対抗歌合戦』の審査員。もう一人のよく喋るおじさんが近江俊郎で、『湯の町エレジー』を歌った人だ。

スナックで『高原列車は行く』をらららららんらんと歌って年配の常連の拍手を浴び、カラオケボックスで若い諸君の前で歌って複雑な顔をされていた頃が懐かしい。人前で大声を出してもよい時がきたらすすきので『イヨマンテの夜』を歌うつもりだ。あーほいよーあー。気分はスター御手洗である。

長崎の鐘

古関の代表曲の一つが『長崎の鐘』。藤山一郎の歌声はよく覚えている。あのお話の永井隆先生が晩年に住んだ家が「如己堂」。己のごとく人を愛する「如己愛人」からきている。以前、永井氏を尊敬する当社のクライアントの社長から、この言葉を自社が建築する住宅のブランド名にしたいと相談された。「顧客を愛し、仕事を愛し、おのれの家のごとく注文された家を建てたい」ということ。「愛人ハウス」はまずいから「Nyoko ハウス」はどうかと提案したが、当時の幹部に反対されて採用されなかった。

『長崎の鐘』の作詞はサトーハチロー。原爆の描写がひとつもないのは、ＧＨＱの検閲を逃れるためだったとも言われている。古関は戦時歌謡の量産を批判されたが、いつだってみんな、時代との折り合いをどうつけるかで苦労している。永井の随筆『長崎の鐘』も、日本軍による虐殺事件『マニラの悲劇』と合本することでＧＨＱから発刊が許されたという。モリカケ桜の真相解明本も何かと抱き合わせれば出せると思うが、何かある？

長崎ちゃんぽん

古関裕而は軍歌をたくさん作曲し、戦意高揚に貢献した。で、戦後は『長崎の鐘』を創った。ドラマではそのあたりのエクスキューズを上手にやっていたが、同時代の人が生きていたら、やっぱりあの人のドラマは創りにくかったろう。

僕は、古関先生は音楽以外では普通の人だったのだろうと思う。『六甲おろし』も創り『闘魂こめて』も創る。あの人の頭の中では相反せず、虎も巨人も戦争も平和もごちゃまぜなんだろう。普通の人は、こだわりのないことはごちゃまぜでも平気だ。

ごちゃまぜのことを「ちゃんぽん」と言う。沖縄のチャンプルーも語源は一緒だそうだ。ちゃんぽん料理は各地にあるが、僕は、野菜と肉と魚介がごちゃまぜの長崎ちゃんぽんが好きだ。高田馬場の名店「長崎飯店」は、「のらこみ」をはじめる前からあった。この店のちゃんぽんも皿うどんもうまいが、タンメンもなかなかのものだ。以上3つとも、当然、麺の太さが違う。

この前聞いたら、店は昭和46年（1971年）からとのこと。来年は50周年。店のおばちゃんは、僕が11歳だった開店当時から働いているらしい。厨房の人は何代目からしいが。

コロナ禍で多くの飲食店が苦戦しているが、幸い、昼時は混んでいる。こういう店は、長く続いてほしいなぁ。

New abnormal

オンライン危機

在宅勤務をしている友人女性によれば、在宅勤務日もお化粧をするそうだ。すっぴんではリモートはムリ、と。当社のスタッフはリモートの時はどうしているのかと聞こうと思ったが、「見てわからないのか」と言われたら困るのでやめた。

オンライン会議は危険がいっぱいだ。「プレゼンしてもあのケチな専務に却下されますかね」とパソコンに映った相手の共感を得ようと言ってみると、そのパソコンの向こう側にあの専務さんがいたりする。

オンラインセミナーも危険だ。誰が聞いているかわからない。録音されているかもしれない。講演中、財務大臣の真似をしてわざと不適切なことを言ってウケを狙うこともするが、僕は権力者ではないから聞いている人が誰かを確認してからやっている。リモートの場合、その確認がしにくい。

無観客試合

オンラインセミナーはこれからも増えるだろう。商売だから、それに慣れなくてはならない。だけど、無観客講演というのはどうも苦手だ。もともと独り言は多いが、独り言を言ってみろと言われるとできない。無人で喋っているわけではなくスタッフはいるが、スタッフたちはこちらが話していることにはまったく無関心だ。マザーテレサは「愛情の反対語は無関心だ」と言った。無関心の中で1時間、独り言を言うのは苦行だ。

オンラインの仕事はライブばかりでなく、収録というものもある。トラブルやハプニング、放言や失言を防ぐことができるから財務大臣にはお勧めだが、これもまた厄介である。失敗しても撮り直しができると思うと、ついついNGを出し何度もやり直すことになる。1時間の講演動画の収録に2時間以上かかる。翌日、また同じ背広と同じネクタイを締めてやり直す。きっと見ている人は気にしていないが、寝癖が同じかどうかを鏡で確認する。

人生同様やり直しはできないのだと自分に強く言い聞かせてカメラの前に立つが、ちょっと噛んだだけで、もう1回お願いしている。

オンラインスーツ

コロナ禍でオンライン通販が盛況だ。先月、初めてネットでスーツを買った。お試しだからと安めのを探したが、チビでデブなので種類は限られている。別に何を着たっていいと思っているので、エイッとサンプル写真をクリックしたら、ちゃんとお直しもある。

説明に従ってお直し用の股下寸法を測ることにした。いつも着ているスーツのスラックスの股下を測ればいいわけだ。測り終わったあと、ふと心配になってネット検索して調べて焦った。日本の平均男子より短いではないか。

そんなはずはない、と思った。チビではあるが、足の長さは平均であり、いやむしろ長い方であると思ってこれまで生きてきたからだ。60歳を過ぎて、これ以上身体的コンプレックスが増えることは耐え難い。気を落ち着けて冷静に考えると、自分の身長が平均以下であるのだから短くて当然とわかる。メディアが発表する「平均」に一喜一憂してはいけない。阿部寛と中川順一を足して2で割ったのが、中央大学卒業生59万人の平均身長と言っても過言ではない。

自分の股下を身長別で調べると、それでも3センチ短い。なんということだと布団を被って寝たところでわかった。スラックスの裾は地面につかない。踝の上ぐらいだ。であれば、どうだ、平均より長いじゃないか。60歳を過ぎて、僕は小さな幸せにすがって生きている。

後日、以上を僕より年上で阿部寛よりほどは背が高くない同窓ＯＢに話したら「えっ、俺、裾上げってしたことないよ」と言っていた。今日も、布団を被って寝る。

コロナ歳時記

サナトリウム

昭和の初めに生まれた方の評伝を書いている。その人は10代で結核を患った。国内の結核患者のピークは敗戦直後の1947年頃で、49年にBCGワクチンが登場。それでも60年代までは死亡原因の上位だった。渥美清が罹患したのは54年で、2年間サナトリウムで療養した。

サナトリウムは堀辰雄の『風立ちぬ』で知っていたが、大学生の時に教えていた塾の中学生に「それって、松田聖子」と言われた。ちょうどその頃、サークル室で先輩が血を吐いて、救急車で運ばれて結核だとわかった。まだそんな病気があるのかと思った。

『風立ちぬ』、去年教えた女子大生は、宮崎駿と言った。

実際のサナトリウムは知らなかったが、ドラマや映画で、不治の病というと、ゴホゴホと咳をして血を吐くシーンがあり、それは結核というものだと大人から教わった。いま、ドラマでコロナを思わせるシーンはない。やってはいけないことになっているのかな。

60年以上前、結核は誰がかかってもおかしくない病気だった。その感染対策を主目的に全国に保健所が整備された。結核自体はなくなっていないが、昔ほど恐ろしくなくなったから行政は保健所の数や人員を減らした。そしたらコロナが現れて人手不足で大変だということ。

非接触接点強化

『のらこみ』を出す夏と暮れは、住所録のメンテナンスが大変だ。しかし今年は、新規登録が少ない。新しい人に会うチャンスが極端に減ったからだ。名刺交換をしない人も加えれば、前年比で何%ぐらい減ったのだろうか。

年賀状を出すと言って住所を教え合うことがなくなってずいぶん経つ。郵送媒体のらこみも、新規は名刺交換した人以外はごく限られた人にしか送らない。住所は教えず、家や職場の近所のコンビニに届け置き、というサービスがあるという噂を聞いたことがあるが、そこまでするほどのものではないので、自宅送付はだんだんと減ってくる。稀に、会社に送っていた人から、定年するのでこれからは自宅に送れという連絡が来る。そういう人は、仕事の付き合いだけでなく、友人として扱ってもらえていたのだと嬉しく思ったりする。

かつて一度だけお会いして、その後、30年近く「のらこみ」を送り続けている人も多い。リモートはもちろん、電話さえもしていないけど、ひょっこり手紙やメールが来たりする。それも楽しい。

情報伝達はネットでいいじゃないかと言う人もいるが、なかなかそうもいかない。コロナ禍での販促企画のテーマは「非接触接点強化」。逢わずに愛して、いついつまでも。

１２０年目

21世紀も20年が過ぎた。祖父が生まれたのは明治33年、１９００年のことだ。19世紀である。パリ五輪が開催されたこの年、東京市はペストを予防するため市中のネズミの買い上げを実施している。祖父がまだ金沢で暮らしていた14歳から18歳の頃に第1次世界大戦があり、スペイン風邪の流行があった。満州事変の年に30歳で国鉄を辞め、一家で東京に出てきて会社経営に参加した。そして、空襲ですべて失くしたのが45歳の時。戦後は、栃木県佐野市で再起を期したがなかなかうまくいかず、やがて共同経営からも身を引いたらしい。60歳の時に生まれた孫が僕だ。その孫も60歳になった。笑っちゃうが、還暦だ。

僕にとっては、生まれたときから祖父はおじいちゃんだった。先日、親戚に女の子が生まれた。彼女にとって、僕は生まれたときからおじいちゃんなのだろう。

年末のご挨拶

前回「年末のカレンダーが欲しい方はファックスをしてください」とお知らせしたら、「いま時ファックスとは保健所か」と言われた。当社の契約フリーランスも、ファックスがないと言う人が増えた。わが社の仕事ではまだまだ必要だが、いずれポケベルのようになるのかな。

120年前にも郵便があって、いまも続いているからあと何年間かは郵便は続くだろう。なので、「のらこみ」ももう少し続けてみる予定。いま急にやめると経営危機の噂が立つ恐れもあるので。でも、メールアドレスの収集はしている。QRコードにアクセスしてね。

昨晩、YouTubeを検索していたら、西郷輝彦が「朝の来ない夜はない」と歌っていた。そう言えば、昔聴いたことがあるような。コロナ禍もいずれ明ける。そう考えて、みんなで乗り切りましょう。

本年もお世話になりました。明年もよろしくお願いします。

（2020年12月）

この頃考えたこと●回れ回れ

感染拡大防止か経済を回すべきかという議論が姦しかった。感染防止に一票入れたものの、当然、どっちも大事だとは思っていた。でも、例によってネット上では双方の罵り合いがあった。Go To トラベル・Go To イートをやったり会食規制があったり、総理大臣らがルールを破ったりと迷走が続いていた。

２０２０年７月29日、国内の感染者数累計は３万２２５０人で死亡者累計は１０００人を突破。１日あたりの感染者数も１２５４人。８月10日、アメリカの感染者数が５００万人を超えたというニュースがあるのに、９月25日に政府は Go To キャンペーンの拡大を発表。10月に入り１日あたりの感染者数は５００〜７００人で推移。10月23日、政府分科会は５人以上の会食を控えるよう呼びかける。11月１日に国内感染者数が累計10万人を超える。12月15日に Go To トラベルを全国で停止。大晦日の感染者数は４５２４人。

毎日のようにテレビで尾身茂氏の顔を見ていたが、その中で総理大臣が交代した。お腹が悪かったようだ。

ワクチン百景

明日に向かって打て

打ちてし止まむ

7月23日からのインパール作戦2020東京大会に備え、ワクチン接種を行うことにした。なにせ10万人余のIOC1個師団と精鋭報道陣が上陸するのである。前回の作戦ではインド制圧をめざしたが、今度はインド株の制圧である。沖縄戦で上陸した敵兵は18万3、000人。今回は大会関係者を含め10万人が東京に来るはずだったものを極力減らすから、我が国大本営は、安心安全損害軽微と発表している。

6月25日過ぎに接種券が届いたので、睡眠時無呼吸症候群で通院している近所のクリニックで接種の予約をした。無呼吸症はコロナの重症化リスクが高いらしく、別の病院でコレストロール値と血圧を下げる薬も支給されている。三種混合で五輪出場も可能かもしれない。

華岡青洲の夫

7月6日に接種の予約をして、なんだかホッとした気分でいたが、世間には接種を躊躇う人も多い。妻もその一人で「ちょっと様子を見たい」と言う。様子って、俺のことか。

ところが接種予定日の3日前にクリニックから電話があり、ワクチンが足りないから接種を延期してくれと言ってきた。ようやく屋根に上がってやれやれと下を見たら、太郎が梯子を外して持ち去ったわけだ。仕方がない。ワクチンが確保されたらすぐ連絡をするというクリニックの言葉を信じて電話を切るが、打てないと思うと急に免疫力が下がった気がする。妻は「まだ様子を見たい」と言う。

人間やめますか

普通の子供だったから注射は嫌いだった。飲まないと注射だぞと脅されて、苦い薬を飲んだ。大人になって薬は平気になったが、よく飲み忘れる。ここ数年、3カ月に一度の採血があるが、針が刺さるところは見ないようにしている。

それがどうだ。いまは、注射を打ちたくてしかたない。ねぇマスター、聞いてやって、とギターを持って歌いたい。

大手企業に勤める知人たちは職域接種が進んでいる。中小零細企業で働く者は命の選別を受けているのかと恨み言を言っていたが、職域のモデルナは副反応がすさまじいと聞いた。こちらの予定はファイザーだ。

ファイザーは20年以上前にバイアグラを開発し株価を相当上げた。バイアグラの日本での特許は7年前に切れて、今はジェネリックも出回っているようだ。中小零細企業で働く者には、ワクチンもジェネリックが回って来るのだろうか。そんなことを心配していたら、クリニックから電話が来た。2週間遅れで1回目のファイザーが打てる。

打たれ弱い

予定より2週間遅れて1度目の接種を受けた。職域でモデルナを打った知人らから、副反応のすさまじさを聞いていた。「でも、モデルナの方が効くぜ」という奴もいる。分断はよせ。怯えていたが、ファイザーを打った翌日は元気に出社した。でも、腕は1日中痛かった。

7月後半になると、周囲では2回目完了者が増えてきた。相変わらずモデルナの副反応はすごいらしく、ファイザーも特に若い女性はすごいらしい。「若い女性は大変らしいよ」と年齢構わず言って歩くと、「私も大変だったわ」と言うお姉さんもいれば、聞き流す人もいる。ときどき怒り出す人もいるから、これもセクハラになるのか。

僕たちの子供の頃は、天然痘の予防接種、種痘があった。1974年度生まれが定期接種を受けた最後の世代ということで、20年ぐらい前は「種痘の痕で歳がわかる」と騒いでいる女子もいたが、この話もセクハラになるのか。

打てど響かず

レイテ沖海戦謎の反転２０２０東京大会の終了後、２度目のファイザー接種。朝10時に打ってから仕事をしていたが、夕方からだるくなり、翌日は会社を休んだ。腕が相当痛く、熱も出たのでバファリンも飲んだ。しかし食欲は旺盛だった。パジャマのまま朝・昼・晩飯と3時のおやつをしっかり食べ、夜遅く起きて妻が買ってきてくれたアイスキャンデーを食べた。妻は、接種後にアイスを食べた場合の様子を見ていた。

そのようにして2度の接種を終え、もうこれで安心だろうとテレビを観ると、イスラエルの大統領が3度目の接種をしていた。まだまだ続くようだ。

先行して接種していた団塊世代の多くが「2度目から3週間経ったから大丈夫だぜ」と旅行に行き始めたと聞いた。この世代は昔から人数が多く元気だが、この人たちがヘルメットを被ってやらかしたことの後始末で、学生時代は随分苦労した。今度は静かにしていてほしい。

3度目は必要なのか。妻と一緒に様子を見ることにした。

東京２０２０三丁目の夕日

開会式

オリンピックは開催することに意義があるらしい。7月23日、ついに開会した。反対するのは反日だそうだから、余計なことは言わず開会式を観た。天皇の心境だ。

劇団ひとりはMr.ビーンの真似かと思ったり、長嶋茂雄は東洋のモハメド・アリだったのかと知ったりしたが、長い話は万国共通で顰蹙だということをバッハに教わったことが最大の収穫だった。マリオはどこに隠れたのか。

久しぶりに遅くまでテレビを観た。途中でお茶が飲みたくなって立ったが、妻は座ったままだった。天皇の心境だった。

テレビ観戦

オリンピック開催に反対していた奴は選手に謝ってから観戦しろと作家がツイートした。なるほど、こういう思考の人の本が売れるのか。次回作はオリンピックに反対した『国賊と呼ばれた男』を期待したい。

高校の時、生徒食堂が予告なしに突然値上げをした。みんなが文句を言っていたので、生徒会長として抗議した。翌日、食堂に昼飯を食べに行くと、食堂のおばさんに「あんたには出さない」と言われた。安い給料で毎日一所懸命に食事を作っている自分たちに文句を言っている嫌なガキの代表になったようだ。それから毎日、弁当持参かパンを買って通学し、生徒食堂には2度と行かずに卒業した。

60歳になった僕はオリンピック開催に反対していたが、開催となれば観戦し応援する。なぜかと言われても説明が厄介なのでしないが、和久田アナは僕にもちゃんと開会式の説明をしてくれた。

がんばれ！ニッポン！

ワイドショーのように急にはしゃぐのは気が引けたので、こぶしを握りながらテレビ観戦をした。卓球や柔道、レスリングが勝てば、こぶしを握ったままよしよしと頷き、池江や桃田が負けた時はまあ仕方ないと諦め、リレーのバトンが渡らなかった時は、あっと声を出した。その時、僕の手は開いていた。

バレーボールでは、石川のスパイクが決まるたびに、妻に「彼は俺の後輩だ」と老人のように何度も言った。中央大学出身者にも背が高くカッコいい男がいることを知ってもらいたかったからだ。

どの競技も最初から最後まで観るわけではない。ちょっと観てはチャンネルを変える。結果はどうせわかるし、ダイジェストはニュースやネットで観ることができる。アメリカ時間に合わせていたら、翌日は仕事にならない。マラソンは、なぜ真夜中に走らせなかったのか。

押忍！

ＮＨＫのアナウンサーが「空手は沖縄発祥」と言うと、妻が「そうなんだ」と言った。「そーだよ、決まってるだろ」と言った後にWikipediaで念のため確認。これについては、中国も韓国も文句を言っていないようだ。

小・中・高時代、「少年マガジン」には梶原一騎大先生の『空手バカ一代』が連載されていて人気だった。空手を習いに行く友達もいて、誘われたけれど行かなかった。「強くなりたくないのか」と言われたが、テレビか何かで、弱い奴が喧嘩するときに空手の格好をするのを見たことがあり、きっとあんなふうになるに違いないと思ったから断った。

学ぶは真似る

内村が落ちたことも、結果は先に知っていた。それでも録画でその瞬間を観た時はあっと声が出た。でも、人によってスポーツを観る時の感じ方は違うだろう。子供の頃から運動神経が抜群に悪く、小学5年生の2学期まで、逆上がりができなかった僕からすれば、あの世界は曲芸で、どこをどういう加減にすればあれができたりできなかったり、ああなったりこうなったりするのか想像がつかない。当然、跳び箱も跳べない。

何か道具を使うのもうまくいかない。野球では空振りかボテボテのゴロしか打てず、飛んできた球は捕れない。テニスでは空振りか柵越えばかり。動くものをとらえる能力に欠けているのだろうと思っていたが、止まっている球もちゃんと打てないことが、大人になってゴルフをやってわかった。スケートボードはやったことがないが、きっとできない。ボルダリングをしている夢は、ときどき見る。汗だくで目が覚める。

運動神経の良い人は、上手な人の形を真似るのがうまいらしい。スキーもゴルフもカラオケも、上手な人を真似れば上達する。絵や文章もそうだから、きっと出世や金儲けもそうなのだろう。電通の人は、いったい何を真似たのだろうか。

閉口式

前回の東京オリンピックのときは幼児だったから、その過程でどんなことがあったかは知らない。あの時も随分と無理をしたので、いろいろあったらしい。だがSNSはなかったし、国民の大多数が熱狂したので「良かった良かった」。今度もそれを狙っていたようだが、残念でした。

電通もいろいろ考え、考え過ぎたのか、閉会式はコメントのしようがない内容だった。いつもは隣の神宮球場で流れる『東京音頭』をやったのは、総理たちの思い出を忖度したのだろうか。東洋の魔女、アベベ、三波春夫……オリンピックの顔と顔。パラリンピックは、普通でいいからね。

ユーチューバーじゃない方のDAIGOのお祖父ちゃんの竹下登は、結婚式の挨拶で「挨拶は短く、幸せは長く」と必ず言ったそうだ。誰か、バッハに教えてやってくれ。

オリンピックの記憶

アスリートたちにとって、この5年間は長かったのか、短かったのか。開催が決まったのはロンドン大会の翌年、２０１３年の9月だった。池江は中学に入った年で、スケートボードの西矢椛は6歳。彼女たちにとっては、ずいぶん前のことになるだろう。僕の方はすでに50歳を過ぎていたからついこないだのことで、いまと同じように『のらこみ』を書いていた。

前の東京オリンピックの時は4歳だったから、ほとんど覚えていない。選手の赤いブレザーは、電気屋さんのカラーテレビで観たと思っていたが、後付けの記憶かもしれない。でも、その後のメキシコやミュンヘン、札幌あたりはよく覚えている。開催を楽しみにしていたし、毎日テレビを観ていた。

レスリングの試合を観ていて、『アニマル１（ワン）』というアニメがあったのを思い出した。メキシコ大会をめざす少年の物語で、ストーリーは忘れたが主題歌のサビは覚えている。で、ネット検索したら、歌っているのは朱里エイコだった。北国に行く前は、メキシコをめざしていたのか。

ミュンヘン大会をめざすのは『金メダルへのターン！』。これは実写で、空中を飛んで全ての選手を追い越す「飛び魚ターン」ってのがあった。やったら反則。『アニメドキュメントミュンヘンへの道』というのもあったな。バレーボールの松平監督と選手をスターにしようというやつで、オリンピックまで同時並行で放映された。僕が国会で質問されたら、こっちの方を長く話すな。ちなみにその番組の前は『アニメドキュメント決断』。太平洋戦争になぜ負けたのかを考えるアニメ。昔は子供向けにもこういう番組があった。でも、今の国家の中枢の人たちは観ていなかったのだろう。

卓球の水谷は引退するという。32歳。その歳の僕は、いまと同じように『のらこみ』を書いていた。

次の大会

まだパラリンピックが始まっていないが、半年もすれば北京で冬のオリンピックが始まる。で、２０２４年はパリ大会。そんでもって、２０２５年は大阪万博。また三波春夫の出番だ。本当はその翌年に札幌オリンピックを希望していたが、２０３０年開催に目標変更された。SDGsの18番目の目標らしい。

慣例化したことを止めるのは大変だ。続けるなら、なるべくコンパクトにして金をかけずにやるしかないね。札幌オリンピックで仕事をもらえるようにするために、身辺をきれいにし、不適切な発言を控え、やっちまった過去は謝罪か隠蔽し、探せばきっとお会いできるはずの偉い人にすり寄りたいと思う。大阪は、間に合わないな。

妄想・孤独のグルメ――

男は黙って

出前館やUber Eatsばかりで、店に入っての食事が極端に減った。久しぶりに昭和43年創業のラーメン店「えぞ菊」に行ったが、カウンターの隣に座った大学生がその隣の友達とずっと喋りながら食っている。男のお喋りは女にモテず苦労するぞと教えてやろうと思ったが、他人の子にそれほど親切にする必要はないので、麺を噛まずに大急ぎで食って出た。また太っちゃうわ。

ランチタイムは混む。アルバイトを連れて食事に行くのは自粛した方がいいと言われ、みんなの分の弁当を買いに行かせている。バイトもオッさんに話しかけられなくてゆっくり昼食がとれる。

夜の外食が減ったのは、当然、酒が飲めないからだ。宴会でなくても、飲み物をとらずに食事をするという習慣がない。夜の鮨屋で酒ナシ、チャーハンとギョーザでビールナシは考えられないのである。

焼肉定食

ここ数年、出前をする店が減って不便になったと思っていた。以前は事務所の近辺で出前をする中華屋、そば屋がたくさんあったが、個人店はほとんどなくなった。きっと90歳ではというおばあちゃんが注文を取りにくる「寿々木」は、植木等が愛したそば屋だ。頑張って営業中だが、以前から出前はしない。

近所の路地に年寄り夫婦がやっている町中華があった。そこの「焼肉定食」が好きでよく食べに行った。豚ロースを甘じょっぱく焼いたやつで、キャベツとトマトときゅうりとマヨネーズが添えてあって、それが肉のタレとまじると妙にうまい。じいさんは70代後半、もしかしたら80代ではないか思われたが、バイクに乗って出前をしていた。ある日、そのバイクが当社の書庫の近くで転倒するのを目撃した。それからまもなく店じまいをした。

コロナで出前は大盛況だ。高田馬場はウーバー人口が多いらしく、大きな箱をしょって自転車が走り回っている。猛スピードで信号無視もザラだから危ない。ウーバーに轢かれて善光寺参り。

とんかつ定食

Uber Eatsでたいていのものがとれるが、やっぱり店で食うのとは違う。いきなりステーキはいきなり来ない。インターフォンを鳴らす。鮨はカウンターの方がうまいし、とんかつやてんぷらは、やっぱり揚げたてに限る。
高田馬場はラーメンととんかつの激戦区で、うまい店が多い。「なりくら」や「ひなた」はコロナ禍でも行列ができている。僕の贔屓は「とん久」だ。緊急事態宣言中も、週1回はお持ち帰りをしているが、平時であれば、冷えた「銀盤」を飲みながら、「先出しキャベツ」

をつまみにひれかつを待つ。あの付け合わせのケチャップスパゲティは別皿で大盛りも頼めるらしいと知ったが、炭水化物制限で自重している。

とんかつ物語

歌舞伎町に本店があって、都内に複数店舗を展開するとんかつの名店「にいむら」の会長は学校の先輩だ。昭和35年に法学部を卒業して大手企業に就職したが、両親が脱サラで始めたとんかつ屋を手伝うことになった。とんかつなんて揚げたことがないから、経理や経営のことをもっぱら担当した。店はビルになり店舗が増え、総理大臣がSPを連れて来店し、新宿東宝ビルのテープカットメンバーに選ばれるなど地元の名士になった。

わが社がとんかつ屋だったら、いまだに俺は注文を聞き、とんかつを揚げ、レジを打ち、出前に行く。店が大きくなるはずはないな。もうそろそろ、バイクも転倒する。

遠くへ行きたい

コロナで出張が減り、出かけてもうまいモノを食いに行けず、とにかく急いで帰ってきている。

ステイホームで『ご当地検定』をやっているが、これが案外難しい。当社で作った『LPガス検定』(https://lpgaskentei.jp)に、全国都道府県のLPガス販売店の人たちがそれぞれの地域のご当地問題を作問し出題している。10問を5分以内で解いて、7問正解なら合格。例えば「酒田米菓で作られている『オランダせんべい』の名前の由来は?」(山形県)。欧風だからと思ったら、「おらだ(方言:私たち)の手によって作られたせんべい」だから、とか。「『ほおばる幸せ。富山米』として、平成30年にデビューした富山のおいしいお米は?」(富山県)のお答えは「ふふふ」……ぜひ、挑戦してほしい。

コロナで山形、富山、福井、山口の出張がキャンセルになった。部屋で妄想・孤独のグルメをしている。知らない町も、知ってる町も、歩いてみたい。どこか遠くへ行きたい。

コロナ日誌

矛盾の総和（12月時点）

部下を叱るときに気が弱いものだから「まぁ、自分もそういうところがあるけど」とつい言ってしまう。すると部下は「なんだ、あんただってそうなんだろ」と思うから効果は半減する。相手が子供の場合は、なおさらである。

叱るときにそのような余計なことを言う必要はない。「人のモノを盗んではいけない」と泥棒が説教しても、言っていることは正しい。

5人以上の会食は自粛しようと政府が言っている最中に、総理大臣が7人で会食した。顔だけ出してすぐ帰るつもりだったと弁解していたが、高級ステーキ店で突き出しの牛肉の大和煮だけをつまんで帰ることなど僕にはできない。「国民に誤解を与えた」と総理は反省していたが、誰も誤解などしていない。

時に人は矛盾した言動をとることがある。小津安二郎の映画で、娘の結婚について矛盾したことを言っていると妻の田中絹代に責められた夫の佐分利信は「矛盾の総和が人生だと言った学者がいる」と言い返すが、その学者は誰かわからない。まあしかし、世の中は矛盾に満ちている。

秘書がやりませんでした（1月時点）

緊急事態宣言が出ているのに銀座のクラブをハシゴした議員が、世間から大いに叩かれた。彼は、飲みに行ったのではなく陳情を受けに行ったと説明した。つまらない言い訳をしやがるとワイドショーを見ながら思ったが、世間に隠す必要はなく、妻には隠れながら銀座に行っていた頃を思い出した。

陳情とは国民が公的機関に問題の実情を陳述し要求する行為だと辞書に書いてある。だが銀座のお店では議員だけでなく、一般人も陳情を受ける。クラブのママやホステスさんの中には、いろいろと頼みごとをしてくる人がいる。ボトルを入れろとか、今度ゴルフに行こうとか、鮨を食べさせろとか。頼みごととは「陳情」である。なるほど、議員は陳情を受けに行ったのである。いつものように秘書に任せりゃ叩かれずにすんだのに。

もっとも、別にホステスたちも真剣にねだっているわけではなようだ。客も真剣に受け止めるわけではなく、「また今度な」と言ってすます。頼みごとをされるというのは、自分がそれを実現する能力があると見られているわけだから悪い気はしない。しかも、相手はその頼みごとの実現をそれほど期待していないと分かっていれば、店での陳情は社交辞令のお世辞の範疇で、いたって気が楽だ。議員が銀座の店の陳情を、秘書に任せず自分で行った理由が分かった。

火を貸してください（2月時点）

緊急事態宣言中に銀座をハシゴした政権与党議員のうち、自民党議員3人は離党、公明党議員は辞職。職を賭してまで銀座に行くべきか、そう悩むほど良い思いをしたことはないから行かないでいる僕も、知っているママや店の子のことを少しは心配する。心配したって何かできるわけではない。俺に銭があったらなぁと、じっと手を見るだけである。

ところで、昔はそういうお店でタバコをくわえると、ホステスがライターやマッチで火をつけてくれたものだ。添えた手をわざとこちらの手に触れるようにして。タバコに火をつけるという行為を、目上の者が目下の者にするということはまずない。商談中に「おタバコに火をおつけしましょう」などと言ってくるセールスマンは要注意だが、自然と序列、隷属の意を表すサービス行為の一つだ。それを女性にされればオッさんは気分が良いから、陳情も受け付けてしまうかも。「ねぇ、早くコロナを止めてぇ」。「また今度な」と国会議員は言ったのか。

マッチ擦るつかのま海に霧ふかし
身捨つるほどの祖国はありや（寺山修司）

さよならは誰に言う（3月時点）

子供の頃に再放送で何度も見たドラマでは、剣道着を来たお兄さんが竹刀を持って砂浜をランニングしていた。道場でのお兄さんは、何か事が起こるとカパッと面を取って走り出す。中学に入って剣道部に入れられた時、面はあんな簡単には着脱できないのだと知った。以来、「俺は男だ」と殊更言う人は要注意だと考えていたら、お兄さんはその後、県知事になり、大雨の日に自分の家を見に行って叱られて、コロナ禍の中で政界を引退した。

剣道は続かなかった。顧問の8段・岡憲次郎先生（当時7段）は立派な先生だったが、先輩の中にはわざと胴を外してくるのがいたし、面をつけていても叩かれれば痛かった。何よりも、汗で顔がかゆい。でもかけない。顔中がニキビになったのも剣道のせいだと思って、2年生の春に退部を申し出た。先輩は「男なら続けろ」と言った。やると言ったらやる。それが男だ、オリンピック精神。その精神に反して辞めた剣道部には、あまりいい思い出はないな。

コロナ禍の剣道部員たちは、マスクをして面をしているらしい。マスクだけでも鬱陶しいのに、さらに面をしっかり被る。マスクがズレても汗と息とで蒸れても、カパッと取って走り出すことはできない。それでも耐えるのか、吉川クン!!

酒は涙かため息か（4月時点）

コロナ禍で飲食店の営業制限が続いている。営業は8時まで。酒は出さないから、若者は路上で飲んでいる。外酒券が配られる日も近い。緊急事態宣言が終わった後も酒の販売は自粛せよと行政は言う。すべては五輪開催のため、堪え難きを堪え、忍び難きを忍ぶのである。飲み屋の諸君は、屋台を仕立てて国立競技場前で酒を売れ。

酒は百薬の長ではあるが、過度な飲酒は体に悪い。酔っ払いもほどほどに陽気だったり色っぽかったりすれば楽しいが、大声を出したりクダを巻かれたら困る……というのがこれまでの一般的な理解だったが、コロナ禍では飲酒そのものが悪とされるらしい。禁酒法だ。隠れてこっそり酒を出すと、エリオット・ネスに踏み込まれるのである。

外食自粛で、馴染みの店には申し訳ないが、自宅や事務所にこっそり集まり、もっぱらUber Eatsと出前館とで会食・4人まで。ああ、酒は涙かため息か。ため息をする時はマスクをしてください。

不要不急（5月時点）

「連休中は東京に来ないで」と都知事が言った。感染拡大防止のため不要不急の移動は自粛せよという。どうしても東京に入りたい人は、聖火を掲げて多摩川を走って渡らねばならない。そもそも、不要不急とは誰が判断するのか（この3カ月ちょっと後、都知事をライバル視していると思われる五輪担当大臣が答えを教えてくれた）。

移動抑制のために自治体は鉄道本数の削減を要請した。おかげで山手線は大混雑で、品川駅のホームは人があふれた。どうしてそういう思考になるのか。太り過ぎ抑制のためにご飯茶碗を小さくすれば、よそる量が多くなる。お代わりを制限すれば間食が増える。相撲取りが太っているのは、1日の食事を2回にしているからなんだぞ……そう、おじさんがテレビに向かって怒っていると「何を言おうしているのか分かりません」とわが家の夏井先生は冷たく言った。

欲しがりません打つまでは（6月時点）

ワクチン接種が終わるまでジムを休会するつもりだが、ジムでしか運動をしないから、運動機会は完全に奪われた。外食ができないから、Uber Eatsでおいしいものをとって家飲みをしている。ネット注文は、ついつい余計にとってしまう。でも万一、明日熱が出てホテルに収監されたらいけないからと、残さずに食べる。そのようにして仕上がった妊婦のような腹をさすっていると、「コロナに怯えて別の病気になったらどうするの」と妻は言う。

炭水化物の摂り過ぎが太る原因だからと、妻は無炭水化物の夕食を主張する。しかしそれは、彼女の自主的な研究に過ぎないので却下し、安全安心な有炭水化物の食事で希望と勇気のお代わりをして、食後は、仕事帰りに風月堂で買ったショートケーキを食べる。すると妻も、おいしそうにケーキを食べているではないか。

「ケーキはいいのか」

「私はご飯をずっと抑制していましたから大丈夫です」

この人は、知事になれるのではないかと思う。

劣等的地位の不安（7月時点）

コロナの感染拡大を防ぐ担当大臣は誰なのだろう。経済・再生担当は、感染が収束した後の担当じゃないの？　で、その大臣が、休業要請に応じない飲食店の情報を金融機関に提供し、順守するよう働きかける方針を発表。さらに酒類提供を続ける飲食店との取引を停止するよう酒類販売業者に要請した。ついに暗黒時代。１９２０年代のシカゴのようになってきたぞ。

いかんせん身内からも批判され引っ込めたが、権力は何でもできると思っているのだろう。居酒屋の問題は、自分の問題だと考えるべきだ。

ある日突然、信用金庫の担当者がやって来て「政府の政策を揶揄する『のらこみ』を出し続けたら融資は引き上げる」と言われたらどうしよう。『のらこみ』の印刷をすると税務調査が入るらしい」と印刷業界で噂になったらどうしよう。

打ち止めはいつか（8月時点）

オリンピックと感染拡大は無関係らしい。でも、感染者数はぐんぐん増えている。１月の正月明けの東京の感染者が2、５００人を超えて大騒ぎになったが、８月はお盆前に5、０００人を超えている。ワクチンを2回打っても感染するらしいから、もう誰がなってもおかしくない。居酒屋で酒を飲めるのはいつからか。

政府は重症患者を除いて自宅療養を基本とする方針をまとめた。五輪担当大臣が、不要不急はご自分でお決めになることと言った。熱に浮かされる家の布団の中で、重症か軽症かは自分で決めなければならなくなるのだろうか。わが社では、社員貸し出し用のパルスオキシメーターを買った。「これ、日本人が発明したんですよ」と、医者が言っていたな。金メダルの数以外にも、日本には自慢できるものはまだまだたくさんあるじゃないか。

遅れてきてしまった老年

ケジメなさい

有名人は緊急事態宣言中に遅くまで酒を飲んでいると辞職をしたり、謝罪会見をしなければならない。有名人じゃなくてよかった。

最近は不倫や二股交際に対する世間の目も厳しい。婚姻は法律的には契約だから、「契約違反を平気でする奴」と思われるのはまずい。でも、男が芸能人になったり金持ちをめざす動機の一つは確実に「モテたい」と思うからだろう。念願かなってモテるようになったのに、不倫や二股交際が発覚したら仕事を干されるというのは気の毒な気がする。

有名人じゃなくてよかったと言いたいが、若い頃からモテたことはなく、金もないまま還暦ジジイになった僕は、もうそういう心配はあまりない（「あまり」と書くあたりが未練だな）。ギンギラギンの時代は終わった。善良な市民としてさりげなく生きるためには、酒と女は注意するに越したことはない。脇が甘い有名人は愚か者よと言われても仕方ないのである。あー、カラオケ行きてぇ。

法の不遡及

子供の頃の愚かな行為を、20歳半ばにもなって自慢話のように雑誌に語って、それがもとで50歳を過ぎて大事な仕事を棒に振ったミュージシャンがいた。書いたものは残るから要注意だ。子供の頃ああだった奴は大人になってもああだろう、と一般化すべきではないが、昔はああいうことを市販の雑誌に載せてもOKだった。

法律が変わってNGになったことを、その改正以前にやっていたからといって罰せられることはないが、道義的責任があるだろう。とはいえ、よってたかって責め立てるのも、なんだかなと思う。集団リンチは法律違反だぜ。

ルールが変わったら従わなければならない。変わったのを知らないのは、知らない方が悪い。以前、女子大の授業を持っていた時、学校に行こうとするたびに社員から「録音されないようにしてくださいね」と言われていた。社員たちから見れば、僕は昭和のオヤジで不適切な発言が多いらしく、本当は『のらこみ』も出さないでほしいようだ。

反省不勢力

自分のことは棚に上げ、名古屋市長には閉口した。この人は開口してメダルをかじったが、ウケを狙ったバカなオヤジで、あれがイケメン俳優ならそれも記念だったよね、奥さん……などと最初は笑って見ていたが、あの謝罪の棒読みには呆れた。悪いと思ってない時に「ドーモスミマセンデシター」と棒読みで言えばいいと学習するのは、小学校の低学年の頃だろうか。そして、たいていは教師や親に余計叱られる。周りに叱る人がいなくなると、人間は退化するのだろう。

時代が変われればルールも変わる。変わらない普遍的な真理とは何か。70代半ばになった先輩が哲学の本の出版を進めている。きっと売れないだろうからお付き合いで買うつもりだ。『ハイデッカーへ帰れ』4、620円。帰れと言われても、もともと行ったことがないので、どこに帰るのかわからない。だからきっと読み通せないだろう。読み通す自信のある方には謹呈する。ただし、要約を教えること。人間は死に至る存在で、その途中で森のオトーサンになるって書いてあるのかな。

ダンダラ羽織

こんなことぐらいでなんで俺が辞める必要があるんだ、と失言したオヤジは思う。しかし、世間は辞めろ辞めろの大合唱。で、仕方なく辞める。「ドーモスミマセンデシター」。そういうパターンが何度もあったし、これからもあるだろう。辞めても辞めても、一向に変わらないのだけど。

鉄の規律の新選組の『局中法度』には、武士道に背くと切腹、脱退するなら切腹、借金したら切腹、喧嘩したら切腹と決められていた。そして「切腹しなかったら切腹」という決まりもあった。うそ。

りんご日報

芸能人のことをいくら叩いてもいいが、政権批判は気をつけろと真顔で言ってくる親切な人がいる。そういう心配をする人が少しずつ増えているとすると、怖いな。

お前のような奴を国家権力は相手にしない、とみんな思うだろうから、国家権力にもそう思っていただきたい。それでも社員には、俺が高田馬場駅で痴漢で捕まったら、それは政治的謀略だからなと伝えてある。

永井荷風は、いずれ自分の日記は公開されるだろうと想定し、戦時中の日記では、マズイところは自分で黒く塗ったりしていた。しかし途中で思い直して、消したところをまた改めて書くことにしたらしい。僕たちが読む『断腸亭日常』には、政治や軍への批判も書いてある。戦時中の荷風は60代半ばだった。どこで、どういう心境の変化があったのか。僕は31歳で『のらこみ』を始め、しばらくして結婚し、その後は妻の検閲をかいくぐり、ある時期からは社員の目を気にしつつ原稿を書くようになり、もうじき61歳になる。今号は随分削除したなぁ。いつか改めて書くかも。

「のらこみカレンダー２０２２」受付開始

今年の「のらこみカレンダー」が間違っていた。やってしまったかと思ったが、他社のカレンダーも違っている。後輩が送ってくれた大手旅行会社のカレンダーは、シールが貼ってあった。一枚一枚貼ったのだろう。

間違ったのは印刷会社ではない。内閣官房東京オリンピック競技大会・東京パラリンピック競技大会推進本部事務局が、「２０２１年の『海の日』は7月22日、『スポーツの日』は7月23日、『山の日』は8月8日に移動します」と告知したのは、２０２０年12月21日である。

すでに日本中の２０２１年カレンダーは刷り上がっていた。

古来から暦を決めるのは国家権力の専権事項である。ナメてはいけない。国家にとって、連休の変更ぐらい簡単なのである。みなさん、10月11日は平日です。「のらこみカレンダー２０２１」は赤いから、黒く塗ってね。

今年もそろそろ来年のカレンダー制作や注文取りが始まる。「のらこみカレンダー」も注文受付を開始した。１年なんて、あっという間だ。

不要不急の銀ブラを許されるのはＩＯＣ会長だけで、親しい仲間と飲みに行けない日々が続いている。感染るのは嫌だが、後のことを考えると感染すのはもっと嫌なので、ビクビクしながら客先に出向く。そのうち、感染るか感染らないか、生きるか死ぬかは運次第との政府見解が出るのだろうか。あんたたちのせいだとは言わないが、もう少しなんとかならんのか。

ホントいつまで続くのかわかりませんが、皆様、くれぐれもご自愛を。（２０２１年８月）

この頃考えたこと●その薬あなたのどこに効きますか

このページの見出しは、千葉県の令和3年度薬物乱用防止標語・高校生の部の優秀作品。とにかくこの頃は、ワクチンのことで頭が一杯だった。ワクチン拒否派、懐疑派も周囲にいたし。まだ松の内の1月7日、1都3県に緊急事態宣言。13日に外国人の入国を全面停止。16日の大学入学共通テストで、鼻出しのマスク着用を7度注意された受験生が失格。

2月17日より医療従事者から新型コロナワクチン接種を開始。この頃あった国民全体の医療従事者への感謝の気持ちは、今はどうなったかな。3月21日、1都3県の緊急事態宣言解除。4月12日から高齢者へのワクチン接種開始。

4月16日、小池都知事が会見で「可能な限り東京へは来ないで」と発言したが、7月23日に2020年東京オリンピックの開会式。7月31日に東京の新規感染者数が4000人超を記録し、8日オリンピック閉会式。レガシー決死隊はゼッタイに死なない。

終わりなき
コロナ世の

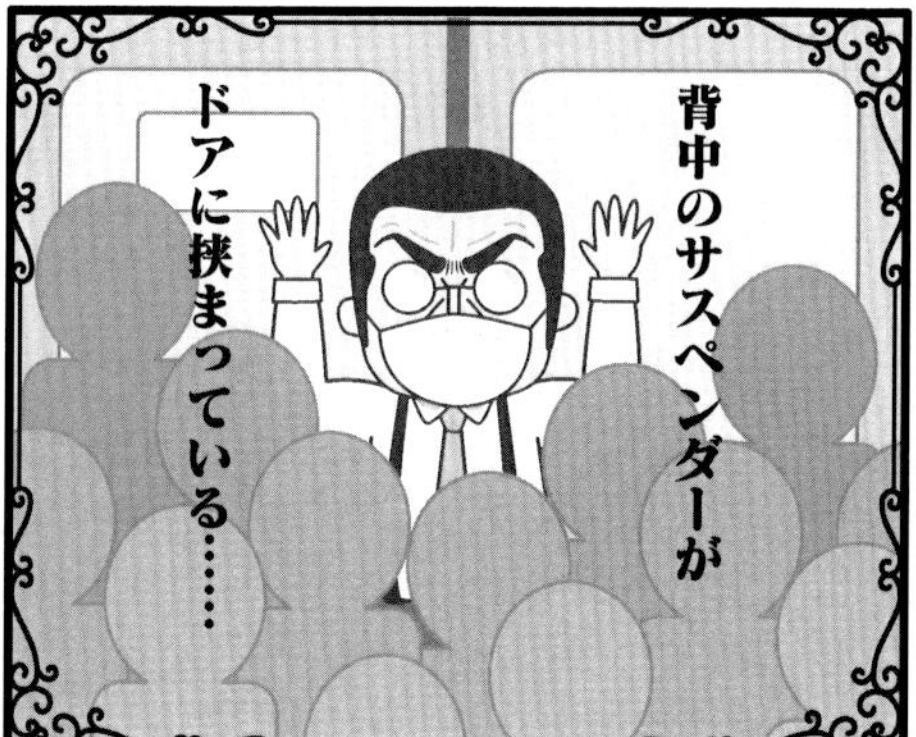

感染小康状態

それでも継続中

総理大臣が代わったあたりから感染者数が激減している。11月はテレビで尾身さんをほとんど見なかった。お元気だろうか。

飲食店の自粛や規制も緩和され、通勤電車も混んできた。混めばまた痴漢や痴漢冤罪が増えるだろう。ゴルゴ13は、背後から狙われぬようホームでは壁を背にして待つ。そして車内では痴漢冤罪にならぬようホールドアップする。腰に下げた銃の位置も考えねばならない。変なところにあててしまったら騒ぎになる。それでも、デューク東郷が乗っていれば京王線も安心だ。

作者の訃報を聞き、取材先に向かう車内で『ビッグコミック』を読もうと思ったが、キヨスクにはもうなかった。感染が小康状態で、遠出も増えてきた。出張に備え、10日に1

度ぐらいのペースでPCRキットで検査をし、取材前には唾液をとって抗原検査をしている。自分の感染も心配だが、感染に気づかず運び屋になりたくないからだ。

10月の終わりに、4年ぶりに四国に行った。香川県の1日の感染者数は0人となっている。それでも、東京や大阪から来る人は警戒されると対岸の岡山の人に言われる。香川県観音寺市に到着し、歓迎されお魚や松茸をご馳走になり楽しくお食事。その日、香川県で感染者が1名発生したと報じられる。俺じゃないってば。

髪のご加護

深夜にBSをつけたら吉田拓郎の懐かしい歌が聞こえた。その頃、髪を伸ばして結婚をしにニューヨークから戻った婚約者は、14日間の待機中世間からバッシングされ続けた。戦争を知らない子供たちは、もう50年も前から、髪の毛が長いと許されないことになっている。

学生時代、髪の毛を長くしていた。その頃はもう長髪は流行らなかった。ファッションではなく不精なだけで、就職が決まって髪を切って七三に分けた後も、めったに床屋に行かないので父や上司によく注意をされた。結婚してからは妻に注意されるので毎月1回は行く。注意を守らないと父や上司よりも厄介だからだ。

同世代の友人たちの多くが、髪の毛のことで悩み始めている。悩んでいる男たちは、若い頃にモテた奴が多い。男性ホルモンのせいか。若い頃ちっともモテなかった僕は、中年以降髪の毛の心配はせずに済んでいるが、ちっともモテないままだ。それでも、チビでデブが髪の毛を失ったら大変だ。神は背をお与えにならなかった代わりに髪をお与えになった。ついでに脂肪もお取り去りください。

髪、髪、エブリバディ

初めて行った床屋で、いい髪をしてますねと褒められたことがある。ほかに褒めるところがなかったのだろう。中央大学寮歌『惜別の歌』に出てくる「君がみどりの黒髪」のみどりとは、色のことではなく若々しさ、みずみずしさを表すという。いまの中大生は、歌に出てくる女性はK-POPアイドルみたいだと思っているかもしれない。お寺の子女が多い大学で教えていた時も、教室にみどりの髪の学生がいた。いや、彼女は紫だったかな。

若い頃の背の高さとジジイになってからの髪の毛、どっちを取るかと言われれば、それは迷わず背の高さだろう。大人になってからモテるのは容姿や背の高さではなく、経済力や社会的地位、あるいは教養や品格である。それが達成できれば、いずれ長身イケメンに勝てると若い頃から思っていたが、どれも達成できず連敗が続いている。それでも大人の世界であれば、勝率5割を切ってもクライマックスシリーズで一発逆転できるチャンスが与えられ、そこで負けたって監督はクビにならないはずである。あっ、あいつも背が高いし若い時からイイ男と言われていたな。

還暦を過ぎたわが黒髪は、1本1本が細くなった気がする。神がお与えになる試練で白髪も増えた。アーメン。

酒類解禁

最近やたらと神様が気になるのは、10代の終わりに見た『マー姉ちゃん』の再放送が始まったからだろう。聖書を独自解釈するお母さん役の藤田弓子の口癖は「明日のことを思いわずらうなかれ」。

カミュの『ペスト』では、「ペストは罪を犯した者への罰である」と言った神父が感染して死ぬ。で、いろいろあって、物語の舞台・オラン市が感染終息宣言をしたとき、公式の祝賀花火が上がる。感染の終息宣言は出ていないが、熱海あたりでは11月後半以降、寒空にドッカンドッカンと花火が上がっているという。コロナ禍の収束は神のみぞ知るだが、10月以降はとりあえずの小康状態。

緩和ということで飲食店も酒を出すようになってきた。ならば経済を回さなければならないと、恐る恐る外食を始めている。近所にある明治32年創業の『百人町近江家』に行くと、中高年が大勢で飲んでいる。みんな赤い顔をして大声ではしゃいでいる。「もう何をやってもいいと思っているみたい」と言う妻は天ざるを注文し、僕は蕎麦がきをつまみに焼酎の蕎麦湯割を飲むことにした。緊急事態宣言中のほうが店が空いていて安全だったかもしれないが、店で酒が飲めるのは嬉しい。

出張解禁

岡山出張・往路

新幹線にテレワーク車両というのができたと聞いたので、早速、岡山出張で使ってみることにした。ビジネス鉄ちゃんの新しい楽しみができたと喜んだが、実際に乗ってみるとまだまだ改善の余地があるぜ、ＪＲ。

予約した東京駅8時9分発「のぞみ15号」7号車に朝ごはんの天むすを買って乗り込む。8時16分品川駅着時点で天むすを完食し、そういえば俺、朝ごはんを家で食べたよなと思い出し、8時28分新横浜駅着時点で、Zoom会議のマイクスピーカーテスト完了。

2列シートの通路側を予約したが、新横浜でも隣も窓側も空いたまま。これで名古屋まで2列専有できると資料を広げる。他の席は、だいたい3列シート2人、2列シート1人の混み具合。この車両は携帯電話の通話ＯＫだが、電話やパソコンに向かって話をしている人はいない。
会議は8時40分に始まったが、先方のマイクの具合が悪く音がよく聞き取れない。そのうち新丹那トンネルに突入し、途中で切れた。新幹線はトンネルが多いことを再認識したその日のオンライン会議は、いつもたくさん喋る奴の発言がなかったため早く終了したという。

岡山出張・復路

仕事が終わり岡山駅で帰りの新幹線の切符を自動販売機で買う。疲れていたし、岡山・田町のスナックにも寄らずに帰るのだからとグリーン車を奮発。車内の酒類販売はまだ休止中だというので、ハイボール缶2本とままかり鮨を買って乗り込む。マスクを顎に引っ掛けながら、ままかり鮨をハイボールで流し込み、途中、ゲップが出そうになるとマスクをした。ルール違反をすると、権力にいつ別件逮捕されるかわからないからな。選挙期間中なので、隣の車両には遊説中の共産党委員長が乗っているらしい。プロレタリアートもグリーン車に乗れる時代になった。

新神戸で乗ってきた客が、大声で電話を始めた。グリーン車には、ときどきこういう奴がいる。

狩人

この日は新宿駅11時ちょうどの「あずさ17号」で甲府に向かった。

文化庁長官・都倉俊一作曲の『あずさ2号』が大ヒットしたのは1977年のこと。だが、翌78年10月のダイヤ改正で「あずさ」は下り松本方面は全部奇数番となり、「8時ちょうどのぉ~あずさ2号」は消滅する。この昭和53年の大改正は「ゴーサントオ」と呼ばれた国鉄の白紙ダイヤ改正で、この頃の国鉄は毎年の運賃値上げとストライキとでひどかった。急行列車が激減したのもこの改正からで、停車駅もスピードもほとんどそのままで急行を特急に格上げし増収を図った。

当時の国鉄に比べれば、いまのＪＲはすばらしい。でも、アフターコロナの経営改善でこれからどうなるかが不安だ。これからは赤字対策で列車を減らす方針らしい。北海道のように、鉄道はどんどんなくなるのだろうか。

そのような心配をしながら深川めしを立川駅到着前に食べ終え、目的地である南アルプス市について調べようとスマホで検索。すると、「南アで新たな変異種発見」と出る。ギョッとして記事を読むと「南アフリカ」だった。ホッとして、帰りは甲府駅前でほうとうを食おうと決める。

牛タン

月2回の札幌出張も復活した。北海道の飲食店はコロナで客足が減っただけでなく、魚やウニなどが不漁で大変らしい。天候不良で野菜の出来もいまイチで、燃料高騰で仕入れ値は軒並み上がってきているようだ。

久しぶりに南3西4の牛タン屋に行く。「牛助」と書いて「ぎすけ」と読む。80歳を過ぎた親父さんにお任せで牛タンを堪能。牛タンと言えばとろろ。「なっとろ」と「南蛮」をつまみにさらに飲む。若い頃は締めで「タンカレー」（ジンではなく、牛タンのカレー）を食べたが、60歳を過ぎたので自粛し、「テールスープ」のみで我慢。

帰りに親父さんに「このビルから向こうは、まだ駄目だよ」と言われ、「わかりました」とタクシーに乗ってホテルに戻る。夜のススキノは、まだ少し抵抗がある。

御食国

そういう名前の大統領がいたのは何年前だったかなと思いながら、夜の小浜駅に着いた。ふつうのビジネスホテルだと思って予約した宿は割烹旅館の新館で、本館の展望風呂を使っていいという。そう言えばコロナ騒動が始まった2020年2月以降、大浴場に入っていないな。

翌朝まだ暗いうちに浴衣を着て本館最上階に向かい、誰もいないお風呂に入湯。北からの不審船が来ないか湾を見張っていると、空が明るくなってきた。30年前に会社を始めた頃の予定では、いずれは自社ビルを建て、最上階にライオンの口からお湯が出る展望大浴場を作るはずだったのに……。しみじみしてはいられない。早朝からの仕事だ。30年前と同じように、今日も1人で取材に向かう。

福井と言えば越前ガニである。明日は土曜だから三国あたりまで足をのばしてカニ食って、北陸新幹線経由で帰るか……とも考えたが、オミクロン株対策で国交省の役人が総理や大臣にも相談せず突然東京への新幹線乗車を禁止するかもしれないので断念する。それに、ガソリンとカニは高騰しているから、今回はサバで我慢だなと、仕事を終え鯖街道をバスで近江に入り、焼き鯖鮨と周航そばを食べる。まだお昼でしたが、ビール1本、飲みました。

出張対策

数年前に睡眠時無呼吸症候群と診断され、以来、泊まりの出張でもCPAPを持参している。最近のは随分小型化してきたが、それでも一眼レフカメラ本体より大きいし重い。重さを厭うならマウスピースを作るという方法もあるようだが、歯医者さんで作るらしく、ちょっと面倒だ。無呼吸症は舌の付け根が落ち込んで空気の通り道を塞ぎ、それで呼吸が止まる。寝ている時にマウスピースが詰まったらどうするのかと心配だし。

舌が落ちて空気の通り道が狭くなるとイビキもかく。口を開けて寝ると舌が落ちやすくなるようだ。CPAPを外した後の二度寝でも、電車でも床屋でも、講演聴講中も、口を開けイビキをかいて寝ているとするとよろしくない。ならば、口を締めて寝る練習をしようと口呼吸防止テープを買ってみた。絆創膏のようなもので上下の唇をタテに閉じるのだ。

貼ってもるとそれほどうっとうしくはない。そう思った瞬間にくしゃみが出た。口閉じてくしゃみをするとどんな感じか、みなさんもやってみるといい。

出張対策

1枚無駄にして、もう1枚を貼って、さらにCPAPをつけて万全の態勢で寝たところ、夢に嫌いな奴が出てきた。例によってくだらないことを言っているので反論してやろうかと思ったが口が開けない。悔しくて目が覚め、やはり無呼吸症の治療はCPAP以外にないのだろうかと思い悩んでいると、妻は医師の資格もないくせに、治療法は痩せる以外ないと断言する。テープは貼ってなかったが、反論できなかった。

空気の通り道が狭くなるとイビキをかく。脂肪がつくのは腹回りだけではないらしい。やせるためには「節酒」「食生活」「身体活動」が必要で、これに「禁煙」を加えるとがん予防にもなるから一石二鳥。なんと、禁煙もイビキ改善になるらしい。

酒を飲むと顔がむくことがあるが、喉のあたりもむくむらしい。イビキをかかないためには節酒せよとのことだが、喫煙も鼻や喉の奥の炎症を起こしやすくしたり、夜中に体内のニコチン濃度が低くなって鼻づまりを起こすとか、とにかくタバコはイビキの原因になるという。しかも、受動喫煙もイビキの原因になるというのだ。「私のイビキはあなたのせい」と言われても、あながち理不尽じゃないんだよ、ご同輩。

喫煙はいまや完全に医療界のヒールで、禁煙外来では「喫煙するコロナ患者は重症化する」と脅す医者もいるようだ。

そんなことでJT日本たばこも必死になって脱たばこを進めている。冷凍うどんで有名な加ト吉は香川・観音寺市発祥で、テーブルマークと社名を変えた現在は、JTの完全子会社だ。たばこを吸わなくても、うどんをすする人が増えればいいと考えたのか。

ウィズコロナ対策

悪い習慣、良い習慣

夜は口呼吸防止テープを貼り、昼はマスクをしっかりしているのに、一向に口数が減らない。マスクを外すのが面倒で食事や飲酒の量が減るかと思ったが、それも一向に減らない。コロナ禍によるせっかくのチャンスを活かせず、悪い癖が治らないでいる。

コロナ禍でのリモートに慣れて、多少、出不精になっている。出張は楽しいし、リアルの face to face の大切さもわかる。でも、20分で済む打ち合わせのために往復2時間かけるのは、やっぱり非効率な気がする。「ちょっと来て」と言われると、思わず「えっ？」とリアクションしてしまう。

20分で済む打ち合わせを30分、60分に伸ばして人間関係を濃くし、新しい仕事をとってくるのが営業のウデということなのだろうが、ウデはあまりよくないので、節約した時間で早く納品するのが、お客様サービスだと思うんだけど。

もっとも、20分で済む打ち合わせのためにわざわざ出向いて、それで一杯やって仕事をもらう……そうやって、30年間続いてきたんだけどね。「帰りに一杯」になるには、まだちょっと時間がかかりそうな気配だ。

人文学部唯野非常勤講師の思い出

感染数が減って、大学の対面授業も少し増えたようだ。当社のアルバイトも、学校での授業が始まった。それにしても、去年、今年の大学生は気の毒だ。

2年前に女子大の非常勤講師をやった。社員から「録音されないようにしてくださいね」と注意されながら、1年間大過なく勤めた。教え子と呼ぶほど教えなかったが、その時3年生だった彼女たちは今年の3月に卒業式。式典は簡素化されたが、それでも対面でやれたと聞いている。

「女子大の先生は一度やってみたかった」などと安直に考えて引き受けたが、けっこう大変だった。とにかく休めない。僕らの頃は、休講する先生に感謝したが、今の学生にとって休講は迷惑らしい。補講が必須で、休みの日に出てこなければならないから。なので、仕事のことを考え木曜日の5時限目にしたが、「その時間帯の選択科目には学生は集まりませんよ」と事務職員に言われた。それでも10人ちょっとの学生が最後まで受講してくれた。

講座は「出版文化論」。最初の授業で「もし入れるなら出版社に就職したい人」と聞いたら、モジモジしていたが何人かが手を挙げた。最後の授業で同じ質問をしたら、ゼロ。「なぜだ」と以前は手を挙げた学生に聞くと「だって、先生が出版は斜陽産業だって言うから」。確かにそう言ったが、だからと言って出版の世界に行くなとは言っていない。むしろ、ぜひ来てくれと言ったはずだ。録音しておけばよかった。

マスク在庫消費中

感染者減少は喜ばしいことだが、減っているのは日本だけで海外ではどんどん増えている。人気があったメルケルが交代したドイツでは11月になって新規感染者数過去最多を更新中だし、来年3月には大統領が交代することになっている韓国も、同じ時期に死者数最多を更新している。

日本だけがなぜ減っているのか。総理が代わったせいではないだろう。立憲民主の代表が代わっても、何も変化はない。それにしても、減った理由を誰もちゃんと理由を説明できないことがどうも心配だ。

巷間言われている理由は、まずワクチン接種率が増加し、かつ人々の慎重な行動が定着したから、など。欧米は、接種率が上がってすぐマスクを外したからいけない、と。

「一体いつまでマスクをしてなきゃならねぇんだよ、おい」と新聞記者に言った財務大臣も交代したが、まだまだマスク必着が続く。わが家もわが社もわが国も、大量のマスク在庫を抱えている。

大方の予測

お盆休み後は連休が少なく、天気が悪くて外出が減ったから感染者が減ったと言う人もいる。そういえば、10月は「スポーツの日」がなくなり祝日はゼロ。9月も11月も、去年のような4連休や3連休はなかった。

一方で、ワクチン自滅説もネットで話題になっていたが、この説の根拠は薄いらしい。

AIが感染周期を平均120日間と予測したと新聞に書いてあったが、だとすると第6波は12月中旬になる。いまその気配はないが、第2波と第3波の間は159日あったから、1月にドカンとくるのだろうか。

いやいや、第6波はあってもそれほど大変ではないですよ、という意見もある。波はだんだんに小さくなっていき、不自由さもそれに応じで緩和されてくるだろう……と言い合っていたらオミクロン株。

「はい、今日でおしまいです」という公的宣言は出ないだろうし、仮に感染終息宣言が出たからといって、その日から手を洗わなくてよくなるわけではない。毎度確認している カミュの『ペスト』では、終息の後に物語の主要人物の一人が感染死することになってい るから油断できない。「コロナ禍の収束」は当分先だろう。

私の判断

感染者減少の様子を見ながら、それぞれがそれぞれの行動を判断する。それが厄介だ。施設に閉じ込められたままの94歳の伯母は、「もう出てもいいでしょう」と電話をかけてくる。施設はまだ外出禁止で、面会制限も続いている。気の毒だが、何もできない。通っていたジムは営業しているが、もう1年10カ月お休みしている。マスクをしながら運動するのはしんどいし、プールはマスクなしだ。緊急事態宣言中は取られていなかった会費の引き落としも始まっているからそろそろ行かないと損だとは思う。でも、プールフロアに漂う塩素はウィルスに効くのか、風呂場は大丈夫かなどと考えると、なかなか再開できない。明日、山本一太知事が「群馬の温泉は安全」と宣言してくれたら草津温泉に行くかというと、どうもそんな感じでもない。自分で決めるというのは大変だ。インフルエンザの予防接種を受けたが、来年になれば3度目のファイザーも打つことになるのだろう。引き続き手洗いとマスク、3密回避でいくしかない。

いつのまにか30年

コロナ禍でバタバタしているうちに年末を迎える。1991年11月10日に31歳になり、その翌週の月曜日に酒を飲んで遅く帰った夜に辞表を書いた。そして年明けから1人で仕事を始めて30年が経つ。バタバタしているのは最初からいつもそうで、スタッフも増えたが相変わらず1人で重たいカバンを持ってあちこちに出かけている。

「ジャパネットたかたは35周年」というテレビコマーシャルが流れている。5年の差でこんなにも違いますっと思わず甲高い声で叫びたくなる。当社も予定では、今頃は展望大浴場付き自社ビルが建っていたはずだったとさっき書いた。人生はいつも予定通りにはいかない。

それでも周囲の温かいご支援で、30回目の年越しも無事できそうです。ありがとうございました。明年もよろしくお願いします。良いお年をお迎えください。

（２０２１年12月）

この頃考えたこと●ボルサリーノ2

２０２１年９月１日の１日あたりの国内感染者数は２万人を超えた。それが６日に１万人を切ったからか、７日に麻生財務相が感染状況を「まがりなりにも収束して国際社会の中の評価は極めて高い」と発言。待ってましたと東京新聞らが批判。

で、10日に「私どもとしては確実に減少してきている。そういった意味で収束しつつあるんではないかと。完全に収束したというんではなくて、そういう傾向を申し上げたんであって」と釈明した。この人は、釈明はするが絶対に謝らない。総理は代わったがこの大臣は代わらない。悪役商会。帽子を被るだけでなく、葉巻も咥えて欲しい。

９月17日、厚労省はワクチン２回目接種から８カ月以上経過した人を対象に、３回目接種を行う方針を固める。10月１日、緊急事態宣言が全国で解除。

11月28日、オミクロン株がイギリスやドイツで確認され、入国制限の動きが世界で拡大。日本も29日に全世界からの外国人の新規入国停止を発表した。

10月中旬には成人の約70％が２回目の接種を完了とされていたが、国内でも２回以上ワクチン接種したのに新型コロナに罹る「ブレークスルー感染」が起こってきた。そこで、12月1日から3回目の接種が開始される。「ブースター接種」という。ワイドショーでやってたけど、そんなカタカナはすぐ忘れた。

12月23日、西安での感染拡大を受け、中国では厳しい外出制限。習近平の前では、小池百合子はちっとも暴君ではない。都庁職員は知らないけど。

一方、国内の感染者は減少傾向が進み、12月30日には、東京ビッグサイトでコミックマーケットが2年ぶりに開催された。大晦日の感染者数は506人。ここまでの累計感染者数は、170万人を超える。僕は自分が罹らないでいるのが不思議だと思っていた。いつも、流行には乗り遅れるタイプだ。いや、罹ったけど、気がつかなかったのかな。

マスクしながら
戦闘開始

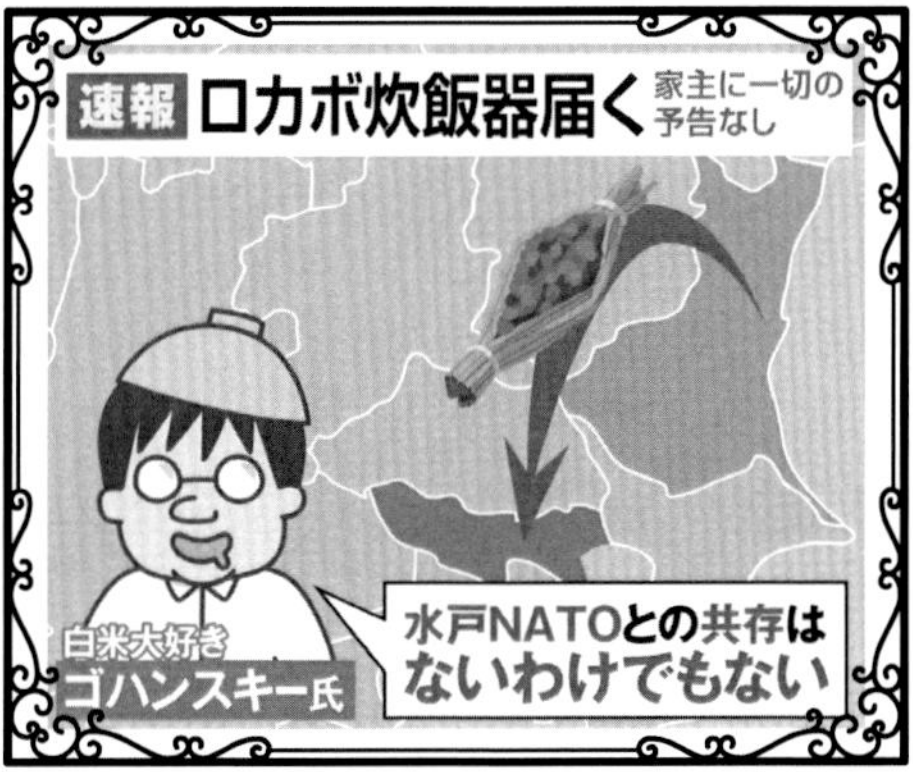
速報 ロカボ炊飯器届く 家主に一切の予告なし
白米大好き ゴハンスキー氏
水戸NATOとの共存はないわけでもない

親ロカボ派

親のカタキ

ご飯に美味しい載せモノが充実している食事は、まさに至福の時だ。生たらこ、イカの塩辛、海苔の佃煮、食べるラー油……。この幸せを長く感じているための方法は2つある。1つは載せモノを置いたご飯の部分を箸で少しずつ口に運び、1膳のご飯をゆっくり時間をかけて味わう。もう1つの方法は、載せモノとご飯を大胆にかっ込み、幾度もお代わりをする。前者は池波正太郎の小説あたりに出てくる節度や嗜みを知った老剣豪の所作であり、後者は稽古帰りの剣道部員の所業である。

部活から帰った中学生のようにご飯をかっこんでいると、なぜそのように、親の仇のようにして一気にたくさん食べるのかと妻に問われて思い出した。死んだ親父の仇は糖尿病だった。

糖質を最大45%カット

このままでは自分も返り討ちにあう。反省し3膳目は控えた。だが翌朝、たまごかけご飯を数秒で流し込んでいた。それを見た妻が、ロカボ炊飯器を買いたいと言った。この人は動詞に「たい」をつけた場合の用法を知らないので、それは希望や相談ではなく、通告である。

なんだそれはと聞くと、お米はそのままで美味しく糖質を最大45%カットできる炊飯器だという。そんなことができるのかと問うと「できる!」と妻はメーカーの開発担当者よりも自信を持って断言するが、なぜそうできるのかの説明はしなかった。

そもそも白ご飯の美味しさの根源は糖質ではないのか。それを奪われて、なんの白米であろう。白米大好きゴハンスキーとしては徹底抗戦をすべきところだ。明日は強力な載せモノ・納豆が茨城から届く予定だ。しかし交戦すれば事態が長引くのは必至である。

1人で苦悩していたが翌日、宣戦布告なしにロカボ炊飯器が届いた。妻がトリセツを読みながら炊いたロカボ飯は、別に普通のご飯だ。水戸ＮＡＴＯとの共存の道がないわけでもない。

健康と平和の日々を希求すべくロカボ派の要求を呑み、いつも通り2膳。糖質を45％カットしたので、食後にうさぎやのどら焼きをありがたくいただいた。

カーボハイドレート・ニュートラル

肥満や糖尿病の治療を目的として、糖質を含む炭水化物の摂取比率や摂取量を制限する食事療法が低炭水化物ダイエット＝ローカーボ。これに対して「ロカボ」は、「どれを食べてもいい、でも工夫をしなさい」、つまり糖質の量だけ気にしていればおなかいっぱい食べてもいいという考え方らしい。糖質を多く含む白米が主食の日本人は、どうしても糖質摂取量が増えがち。糖質は大切な栄養素だが、血糖値を上げる原因でもあります。ロカボ炊飯器は、炊飯時に発生したでんぷんを落とすので、同じ量を食べても糖質がカットできる……そうネットに書いてあった。

脱炭水化物

炭水化物を摂り過ぎるから太る。２０５０年90歳までに脱炭水化物を達成するには、２０３０年70歳を目標に可能な限り炭水化物摂取量を減らすしかない。

まずできるだけ摂取量が減るよう削減努力を行い、どうしても摂取してしまう炭水化物について、摂取量に見合った炭水化物の削減活動に投資すること等により、摂取される炭水化物を埋め合わせるという考え方、それがカーボハイドレート・オフセットである。と、説明した上で、俺が飯を1膳余計に食う代わりにお前がケーキを我慢して、さらに俺がケーキ代を払うのはどうだ、という話を持ち掛けようとしてやめた。いくらとられるかわからないし、ホントにケーキを我慢したかどうかわからないからな。

365歩のメタボ

不条理なるが故に我信ず

幸せは歩いて来ないから自分で歩けと水前寺清子に言われて育った。1日1歩ずつで3日で3歩、でも3歩進んで2歩下がる。これは小学校の教室でも話題になった。よくわからないので黒板に書いてみんなと確認したが、3日目に3歩目になったらすぐ2歩下がるから3日目は1歩の場所だ。で、4日目に2歩目になって5日目は3歩目だから2歩下がる。月曜日に歩き出して金曜日になっても1歩なのである。

まだ理不尽も不条理も知らない少年だったが、やっぱりこれは変だと思ったものである。

歌の最後に、チータがワン・ツー・ワン・ツーと連呼するのは、1歩と2歩しかないよと教えているのだと理解したのは、格好をつけてドストエフスキーを読んでいた青春時代になってからだ。

人生はワン・ツー・パンチ

そのようにして前進のない人生を歩みながら還暦となった今、メタボなのだから1日8000歩は歩けと言われている。千里の道も1歩からというが、8000歩は5・8キロ。歩幅72センチの計算になるが、俺は背は低いが足は長いぞと、無理に大きな歩幅で歩こうとすると、日常生活ではいつも半分の4000歩にも満たない。

家から職場まで徒歩14分。1・1キロ1536歩、消費カロリーは51・9キロカロリーとスマホに表示される。往復歩いたって3千歩にしかならないなと、とんかつ定食・約900キロカロリーを食べながら思う。

江戸時代の男性の平均歩行距離は1日10里、40キロ弱だったらしい。日が昇ってから落ちるまで、休憩を除いて約10時間歩いたとすると1時間に4キロ。1時間だけなら楽勝だが、2時間も歩いて職場に行ったら、疲れて仕事にならない。

コロナ感染が始まりジムに行くのを止めたので、その分1時間余計に歩いて職場に行こうと思ったが、すぐに挫折した。朝の連ドラが案外面白くて、それを見てから1時間歩くと遅刻するからだ。「エール」から「カムカムエヴリバディ」の間に、体重は5キロも増えていた。歩くのはやめたがとんかつ定食はやめなかった。人生はワン・ツー・パンチである。休まないで歩け。

勝負！大リーグボール

今年も人間ドックを受診した。そして今年も、痩せろ、運動しろ、酒を減らせと言われた。痩せるについては「減量のためにロカボ炊飯にしました」と申告。運動は、コロナ禍で中断していたジムを復活。で、酒だ。最近は飲み会も増えてきたが、2次会には行かない。酒も控えめにしている。前より。

以前、クライアントの偉い方に「酒と女は2ゴウまで」と教わった。酒は守れずにいるが、甲斐性がないので後の方は問題ない。それに、1号も攻略できていないのに2号が飛んできたら大変だ。だがしかし、2号は途中で消えて、3号は最初から当たらないらしい。それはそれで興味がないわけでもない。伴よ、目隠しをして秘密の特訓を手伝ってくれないか。

1960年代少年

素浪人・花山大吉の世襲

土曜日の夜は7時から「巨人の星」、8時からは「素浪人　花山大吉」を見ていた。「8時だヨ！全員集合」が始まったのは1969年10月からで、花山大吉はそれより先の1月からのスタートだったようだ。当時は祖母と同居していたので、チャンネル権は祖母にあった。何より、60年代までは子供は8時になったら寝ることになっていた。

主演は近衛十四郎。松方弘樹、目黒祐樹のお父さんで仁科明子の舅。孫たちも芸能人らしいが、よく知らない。三代目近衛十四郎とか二代目松方弘樹とか名乗ればいい。

近衛十四郎、本名・目黒寅彦は新潟県長岡市出身。映画俳優を志して上京し、市川歌右衛門のプロダクションに入社した。市川歌右衛門の息子が北大路欣也。歌右衛門三世はいない。

昔は親の仕事を継ぐのは当然だった。家が八百屋なら八百屋、魚屋なら魚屋。しかしスーパーができて商店の世襲は難しくなった。芸能人や政治家も三代目ぐらいから大変になる。初代が成功してはじめて世襲が成立する。俺は一代年寄でいいと言っていたが、ただの年寄りになる日も近い。子供がいない我が家ではあるが、いても、わざわざ素浪人を世襲したいとは言わないないだろう。

月影兵庫の原作者

「素浪人 花山大吉」は近衛主演の前作「素浪人　月影兵庫」の続編だった。「素浪人 月影兵庫」にドタバタ喜劇の要素が増えたことに原作者・南條範夫からクレームがついて、「月影兵庫は実は松平伊豆守の甥で家督を継ぐことになった」ということで終了。で、瓜二つの浪人・花山大吉の登場となったらしい。

時代小説家・南條は東京帝国大学出身の経済学者で、大学の先生でもあったらしい。当時はウィキペディアがなかったから原作者情報がわからなかった。学者で小説家というのは高校時代の憧れだったから、先に知っていれば卒論は高橋和巳ではなく、「花山大吉論」になっていたはずだ。

思えば焼津の半次な人生だった

剣の達人・月影兵庫は猫が嫌いで花山大吉はオカラが大好物だ。大吉も剣の達人だが、職業は「相談屋」で、流行らない居酒屋からの相談を受け付け「オカラをおけ」とワンパターンに勧める。大吉のように顧客の状況に関わらずいつでもどこでも同じ提案・指導をする経営コンサルタントは、実は世の中に多いということを、後年、業界新聞の記者になって知ることになる。テレビって、勉強になるるな。

兵庫や大吉と一緒に旅をする一本刀の渡世人が焼津の半次。こいつが日常的にやかましく、蜘蛛が大嫌いで毎回、蜘蛛を見て大騒ぎをする。女好きで独り言が多い半次を毎回見ていたが、ある時、こいつは僕に似ているんじゃないかと思ったときはショックだった。あのような男になってはいけないと固く誓った小学4年生。しかし子供の直感は正しく、60歳を過ぎて自らを振り返ると、焼津の半次な人生だった。半次を演じたのは品川隆二。彼は相当な二枚目だったが、そこは似ていないということに少年の僕は気づかなかった。

葛藤的人間の哲学

近所に住んでいる高校時代の恩師から、高橋和巳の全集の第12巻を貸してほしいとメールがきた。大学4年の時に教育実習でお世話になり、卒論は高橋和巳ですと話したし、その後も『のらこみ』を送ったりしているので覚えていたようだ。卒論を書くために全集を買ったという話もどこかでしたのかもしれない。卒業後、何度か引越しをしたが、ステレオとこの全集は唯一の財産だったので、いつも丁寧に梱包した。ステレオは壊れて処分したが、全集はまだある。

メールをもらった日の夜、本棚から全集を取り出して第12巻を開く。40年ぶりだ。本も驚いただろう。開くと読んだ形跡が少しだけあったので、一応は無駄な買い物ではなかった。再び読もうと試みたが1時間もしないうちに眠ってしまった。しかしそれでも、恩師のおかげで久しぶりに高橋和巳を読んだ。文章下手だな、この人。

恩師は平田篤胤とか本居宣長とか、何かそういう方面を調べて原稿を書いているらしい。僕も、いずれ80歳を迎える頃には、「花山大吉論」をまとめねばならない。

清き1票

いくいなれんほう

6月終わり頃から、毎朝会社に行く途中、生稲や蓮舫の顔を見ていた。通勤路に2か所、選挙の掲示板がある。「おニャン子」がブームになった頃はもう卒業して立派じゃない社会人だったので、誰が会員何番かはわからずに暮らしていた。ポスターの名前はひらがなで、「いくいな」だったということを今回初めて知った。ずっと「いくいね」と呼んでいた。1986年頃であれば大いにバカにされただろう。いや、きっと笑われていたはずだ。今だって誰かアイドルの名前を間違って覚えていて会社で大声で言っているのだろうけれど、心優しいスタッフは決して訂正を求めず、かげで笑っているはずだ。

生稲は書けるけど、いきなり鉛筆で「れんほう」と書けと言われたら書けるだろうか。えっと、何ヘンだっけ。投票所では思い出せなかったので別の人の名を書いた。

必殺仕事人

中条きよしが当選した。当選したら「うそ」と言って『のらこみ』に書こうと思ったが、すでにネット上に溢れていた。じゃあ知ってるか。唄・中条きよし「うそ」の後は「うすなさけ」でB面は「うらぎり」、その次は「理由（わけ）」でB面は「ゆめ」。うそ・うすなさけ・うらぎり・わけ・ゆめ。１９７５年当時、歌謡曲にそのような政治的メッセージが込められているとは思わなかった。

芸能界やスポーツ界というのは凡人とは異なる能力が要求される世界だ。その能力を他に転用すれば、優れた力を発揮することもあるだろう。厳しい競争環境の中で勝ち残ったならなおさらである。だからタレント候補だからと否定はしない。しないよ。しないってば。

三味線の勇次も76歳になっていた。６年間務めると82歳だ。高齢化社会の輝かしい星となって、折れたタバコの吸い殻で政権のウソを見抜いて欲しい……あっ、維新だった。枝野は愛煙家らしいぜ。

1960年代の青春映画

コロナ禍になって、Amazon Primeで映画を観ることが多くなった。飲み屋に行かず、4人ぐらいで事務所のオンライン会議用のモニターに映る映画を観ながら出前館で頼んだツマミで酒を飲む。BGM代わりの映画だから、字幕を追わなくていい邦画。で、別に筋を追わなくてもいいようなB級。昔の日活とかいいじゃん、と裕次郎や小林旭を見ている。いいねぇ芦川いづみ。若い頃の浅丘ルリ子もなかなかで、役柄じゃなくてご本人自身が寅さんのリリーとはまったく別人に感じる。人は変わるのである。

旭とルリ子の「暴れん坊シリーズ」別名「銀座の次郎長シリーズ」というのがあって、これはなかなか面白い。かつて調布日活撮影所にあったと言われる銀座のセットを使った1960〜1963年頃の映画だから当然幼児だったが、60歳を過ぎて初めて観た。ストーリーは簡単だから、途中トイレに行ったり冷蔵庫に氷を取りに行っても筋はわかる。東宝の加山雄三・若大将シリーズは1961年スタートだが、まぁ、それと似たようなドラマだと思えばいいいいよ、澄ちゃん。

不器用ですから

何かヒットすれば似たようなものを作るのは今も昔も同じだろうと、同時代の他の映画会社の作品リストを検索していると、あった。東映「太郎シリーズ」。

第1作「天下の快男子　万年太郎」。喧嘩が強くて女の子にモテモテのサラリーマン・万年太郎は曲がったことが大嫌い。そんな彼が、「会社内外に巣くう悪人一派の陰謀に立ち向かう」というストーリー。この主演は旭でも加山でも、あるいは大映から川口浩を持ってきてもよさそうだが、東映だから高倉健。なかなか不器用な演技である。

この万年太郎・高倉健はよく喋る。第1作の勤務先は化粧品会社で、第2作は下着会社。おそらく、健さん存命中は公開が禁じられていたのだろう。第1作のマドンナで、2作以降も重要な役を器用に演じるのが山東昭子現参議院議長である。

私にも議長できます

女性初の参議院議長は扇千景である。若い諸君は知らないだろうが、宝塚出身の女優だ。僕だって宝塚の頃は知らないけれど、「3時のあなた」の司会のおばさんで、その前は「私にも写せます」と言って8ミリカメラ「フジカシングル8」のコマーシャルをやっていたお姉さんだ。

政界進出は1977年の第11回参院選挙。福田赳夫の麻雀仲間だったから誘われたという話を聞いたことがあるが、当選後は清和会に属し、その後の自民党分裂では新生党、新進党、自由党、保守党、保守新党と移り、保守新党解党で自民党に戻った。保守党では党首だったこともある。そうだ、初代・国土交通大臣でもあった。霞が関の国交省の看板は彼女が書いたものらしい。

というわけで、生稲晃子にも頑張ってもらいたいと思いつつ、三原や今井が大臣になっても驚かない心の準備をする。ゼレンスキーだって大統領になる直前まで、コメディドラマの主演俳優だったし。

牛丼食べて45年

祭りの思い出

ときどき無性に吉野家の牛丼が食べたくなる。松屋でもすき屋でもなく、吉野家だ。大学1年の時に、仲間が正門前の吉野家に大学祭パンフレットの広告をもらいに行き、出稿の条件として牛丼を20個売ってこいと店長に言われて帰ってきた。当時、吉野家の牛丼は350円で、生協のカレーなら2杯食えたから簡単には売れなかった。日米交渉で牛肉オレンジが自由化される1988年まで牛肉は高価な食材で、牛肉を350円で食えるなら安いかもしれないが、学生の小遣いではそう毎日は食べられなかった。

2年生になった時、吉野家は倒産した。「味の吉野家、牛丼一筋80年」というテレビCMを流したちょっと後だった。それでも店舗はやっていたので後輩に命じて広告を取りに行かせた。去年と同じ店長から、20個販売のほかに広告代は前年の半額で「味の吉野家。

うまい、はやい、やすい」の去年の広告原稿の下に「再建に向かって頑張っています」の文字を入れろと要求された。原稿変更は費用かかるが、広告代は店長のポケットマネーなのだと知り、大学祭実行委員の僕はすべての条件を呑んで、祭りの3日間、毎日牛丼を食べた。吉野家の苦難の歴史は同社のホームページにも書いてあるが、末端店長の頑張りとその心意気に感動した学生たちがいたことを記録しておく。

されど我らが牛丼の日々

友人は5年で大学を卒業し1984年に郷里の鹿児島に帰った。そして90年代に吉野家が鹿児島進出するまで、あの味を夢想し続けたという。吉野家の「牛丼100年ストーリー」によると、1980年の同社の倒産は急激な店舗拡大とフリーズドライ牛肉の使用による味の低下ということらしい。負の歴史を自社ホームページにしっかり書けるのは、倒産によりオーナー企業でなくなったからだろう。

そういえば２００４年から２００６年まで、ＢＳＥ騒動で吉野家は牛丼を出さなかった。その頃はよく、ガス業界の講演でガス一本の経営は危険だと吉野家を例に話していた。だから『のらこみ』にも、吉野家の牛丼が食べられないことを嘆いた文章があるだろうと検索したが、見つからなかった。なぜだろうかと考えて思い出した。２００３年頃に『のらこみ』には悲しいことは書かないようにしようと決めたのだった。しかし、まさかそれほど悲しんでいたとは……と、今頃気がついた。

吉野家の牛丼は10年ぐらい前には２８０円にまで値下がりしたが、今は４００円を超えている。日々の食生活に気を配らなければならない中高年としては、牛丼だけをかっ込むのではなく、サラダなどを取ったりもしなければならないが、そのような工夫をして昼飯を食うなら、なにもわざわざ吉野家に行くこともない。ただひたすら、牛肉と玉ねぎと紅ショウガと白飯をかっ込むために行くのである。

幼児とろろ体験

ある日、吉野家でいつものように並・アタマ大盛りを注文しようとカウンターの向こうを見ると、「季節限定！麦とろ御膳」とある。御前様である。おお、これはと早速注文をする。吉野家の牛が皿に盛られ、とろろの横にオクラも添えてある。そしてなんと、麦ごはん。全部麦なのかと思って箸を入れると、下は白米。白いご飯に別炊きした麦を載せているようだ。

とろろは大好物の一つだ。まだ幼児の頃、栄養失調気味だと医師に診断されたらしい。今では信じられないが、食が細くあまりものを食べない子だったようで、母親は、まるで子供に十分食べさせていないみたいじゃないかと医者に食って掛かった。いきなり騒がれて医者も迷惑だったろうが、まあとりあえず、とろろ芋のような食べやすくて栄養価の高いものを食べさせるように言ったという。当時のわが家は貧乏だったから、母は過剰に反応したのだろう。

早速母は、高い大和芋を買ってきて少しおろして食べさせてみた。すると、子供はツルツルとよく食べる。ああ、この子は山芋なら食べるのだともう少しおろしてみると、今度は自分から食べる。口の周りが赤くなっているから、少しかゆくなっているのだろう。でも、食べる。それならばとまたおろして出すと、食べる。そのようなことをして山芋はすべておろしてなくなり、子供の腹に収まった。すると子供はうーうーとうなりだした。食べ過ぎた山芋が腹の中で膨れたようだ。母親はもう一度、子供を抱えて医者に行った。溢れるほどに愛情はあったが、少し足りないところもある人だった。医者にずいぶん叱られたらしい。

以上は母親から何度か聞かされた話だ。この話の時には必ず、買ってきた大和芋が高かったと繰り返していたから、やっぱり貧乏だったのだろう。

そのような経験があるにもかかわらず、いや、あるからこそ、とろろは大好きである。昨日も吉野家に行き、麦とろ御膳を食べた。子供の頃ほど貧乏ではないので、生玉子もつけた。

吉野家舌禍事件

吉野家の麦とろ御膳にハマっている。中高年シャブ漬け戦略は成功しているようだ。

ＢＳＥ問題以降、吉野家は牛丼以外も出すようになった。牛丼に代わる第２の柱を育てようとしているのか、主軸はあくまでも牛丼なのか。そのあたりを早稲田大学のビジネススクールで聞きたいと思ったのは僕だけではないだろう。しかし例の件で講座はなくなった。

解任された吉野家の常務のことは他人事ではない。ウケようと思って不適切なことを言ってしまうことはよくある。聡明で寛容な『のらこみ』読者は許してくれるが、世の中の価値観は変化しているし、全体に不寛容になっている。本当は、こういうものを書いて送るのも考え直した方がいいのかもしれない。

中学に入学したばかりの頃、学園誌が配られた。中高一貫男子校だったので、ほとんど男子高校生を相手にした文集だった。その中に、年配の漢文の先生の原稿「生の話」というのが載っていた。そこにはこう書いてあった。

「生」を「き」と読めない人が増えている。それは「生」というものがなくなりつつあるからだ。「生薬」「生そば」「生一本」……「生娘」に至っては皆無だ――1973年にこれを読んだ時の男子校中1の衝撃は大きかった。

以前、女子大で授業をしていた時、社員から「くれぐれも録音されないように」と心配されていた。だから、学生にこの話はしていない。

音声配信実験中

文字、動画、音声

ＳＮＳなんかなかった30年前に、ワープロで近況報告の駄文を書いて、コピーして郵便で送ったのが『のらこみ』のはじまり。手段がそれしかないので一方的に送り付けることになり、毎年、そのお詫びを兼ねて希望者にカレンダーをお配りしている。

だが、このやり方も、そろそろ考え直さなければと思いつつ、すでに数年が経過している。

そんな中で、音声配信サービスで何かできないかということになり、いろいろ検討し、その実験でVoicyに毎日放送を流すことにした。実験だから、ダメとわかれば撤退するので、皆さんアクセスするなら今のうち。すでに何千人のフォロワーがいるパーソナリティーに交じって、30人そこそこのフォロワーでひっそり実験している。

最初、この実験をどうすべきか考えたが、「中川さん、話が面白いから自分で喋ってみたら」とおだてられ、その気になった。意識は谷村新司、性格は笑福亭鶴光。やっぱし、糸居五郎でいくべきかな……などと思ったが、ぜんぜんうまくいかない。

まあ自分の放送はどうでもいいが、YouTube の次は音声配信ではないかと、YouTuber になれなかったおじさんは思っているわけだ。

ラジオの時間

大学生の頃、アナウンサーになりたいとちょっとだけ思ったことがある。何年もたってその話を妻にしたら、「えーっ、じゃあラジオ専門にして」と言われた。だったらそうするよ、と音声配信を始めたが、うまくいかない。妻に聞かせたら「なに、かしこまって喋ってんの」と言われた。

相手のことを構わずに一人で喋っているとよく叱られるが、相手がいないところで一人で喋るというのはなかなか辛いものである。そこで考えたのが、誰かアシスタントをつけて相槌や簡単な質問をもらう、という案。野沢那智・白石冬美のイメージだ、と相方を探そうとしてふと気がついた。

知らない「社長」が、知らない女性と2人で出てきて素人喋りをする…それは、夢グループのCMである。相方が愛人だと疑われたら気の毒である。というわけで、ピンでの放送が続いている。

放送と言っても音声プラットフォームってやつで、絵のないYouTubeみたいなもの。目的は何かと言われると困るのだが、この『のらこみ』同様、やっているうちにいろんな人間関係ができたり新しい仕事がうまれるんじゃないかな、と。音声版の『のらこみ』。

実験期間中の協力者、夢グループ社長の相方、絶賛募集中です。

2022年上半期の事件から

金曜日の事件

高校の時、休み時間に廊下に出たら2つ先のクラスの奴がいきなり向こうから走ってきて胸倉を掴まれた。「お前だろ、俺をうんこって言ったのは」。

奴がそのような気の毒なあだ名であることは知っていたが、命名したのは自分ではない。違う違うと5回言って、殴られずに済んだ。疑われるのは不徳の致すところで、みんなが奴の話をしている時にいちばんたくさん笑ったのは確かだから、まったく無関係ではない。それにしてもなぜ俺なのか。

その後大学生や社会人になってからも、似たようなことは何度かあり、そのたびに困った目に遭った。誤解されやすいのは自分に何か原因がある。自分がいつも悪いとは思いたくないが、困った人が勘違いしやすい言動を自らしているのだろう。それでも小者の小市民だからいきなり撃たれることもなく、弁明や虚偽答弁や反省をする時間が与えられていることは幸せだと考えるべきだろう。

水曜どうしよう

大谷翔平が活躍している。今年もＭＶＰを獲って、そんでもって国民栄誉賞を打診され、そして辞退するのだろうか。基準が曖昧な国民栄誉賞を３回辞退しているイチローは、人生に幕を下ろした時にいただけるよう精進したいと言っている。

人生に幕を下ろした時について、今度は、基準が曖昧な国葬が乱発されるようになるのだろうか。しかしこの場合、受けるか受けないかの判断は本人はできないよな。

コロナで家族葬が増えたけど、大勢集めて何度もお葬式をしなければならない人もいるようだ。そういえば昔、葬式は生きている人間のためにやるんだと教わったことがある。

７月になって感染者が増え始めたが、会食も出張も増えたままだ。新千歳空港は旅行客で混んでいる。こんな時、ロシアがサハリンや択捉からいきなり攻めてきたらどうしよう。60歳以下の成人男子は津軽海峡を渡ってはいけない。残って戦えと言われたらどうしよう。60歳以上だから東京に帰るね、と言ったら非国民と罵られるのだろうか。どうしよう。

プーチンへの批判と非難は依然大きいが、腕をブンブン回して戦え戦えと叫んでいたジョンソンは退陣させられ、3月時点では確実に英雄だったゼレンスキーへの風当たりも強くなり、バイデンは陽性だが執務継続中。

天然ガスが足りないからと、イタリアやドイツが先に降伏したらどうしよう。前回同様に最後まで頑張ると、今度もまたいきなりロシアが攻めてくるんじゃないか。どうしよう、どうしよう。

残暑お見舞い申し上げます

床屋に行けば時事問題とご近所情報が大声で飛び交っていたのは昔の話で、コロナ禍で唾を飛ばす会話は厳禁。このままずっと、マスク越しの小さな声の会話しかできない時代になるのか不安な今日この頃。

世の中を変えるために打って出ようという気は22歳の時に捨てたが、零細企業経営者に定年はなく、借金も返さねばならない。だから印刷媒体だけじゃだめだと、Webだ動画だ音声だとキョロキョロし、明日の食い扶持を探している……と、以上が近況です。本当は、これをハガキ一枚に書けばいいですね。いつもお付き合いいただきありがとうございます（初めての方はごめんなさい）。

暑くて頭の整理には不向きな日々ですが、皆様、どうぞご自愛ください。大きな危機がなければ、今年も暮れにはカレンダーをお配りします。

（2022年8月）

この頃考えたこと●ずっとウイズコロナ

年末に3桁、日によって2桁にまで感染者数が減ったのに、正月明けからグングン増えだした。2022年1月20日、政府は21日から2月13日までのまん延防止等重点措置を13都県に適用決定。その後も感染者は増え続けるが、3月1日、外国人の観光を除く新規入国を再開。

3月21日、全国で延長されていたまん延防止等重点措置が解除。3月の1日あたりの感染者数は2万人〜7万人で推移。「万人」と聞いても、もう誰も驚かなくなった。

4月に新型コロナワクチンの3回目接種者が全人口の過半数になったと言われ、5月25日からは60歳以上の高齢者や基礎疾患を持つ人を対象に、4回目接種が開始される。すでに還暦を過ぎているのでありがたく接種する。そんな中で、5月16日、東京地裁が東京都の営業時間短縮命令は違法と判決。だが賠償は認めなかった。

6月17日、政府が内閣感染症危機管理庁の設置を決定。えっ、今頃?と思ったが、これまで厚生労働省と内閣官房に分かれていた担当部門を一元化し、首相直属の常設組織として感染症対策の司令塔にしたということらしい。小さな布マスクを無駄にしないための措置か。

内閣感染症危機管理庁の設置決定は岸田文雄総理。ちょっと整理すると、前は菅義偉総理。2020年9月16日から2021年10月4日までで、在任期間は384日。次が岸田内閣で、第100代の内閣総理大臣。24年8月に次の総裁選には出ないと言っているが、結構やったのね。

6月28日、厚労省が猛暑日に関して屋外でマスク不要の場合を周知したが、夏になって感染者は激増。7月に1日あたりの感染者数10万人超え。8月11日、新規感染者数が3週連続で日本が世界最多との発表。行動制限なしでお盆休みとなり、26日の感染者数は19万人超え。1日あたりの死者数も300人ペースに。マスクをせずに、毎日、コロナウイルスを吸っていながら平気で道を歩いていたのかも。慣れるということは、そういうことだ。

8波ふみふみ

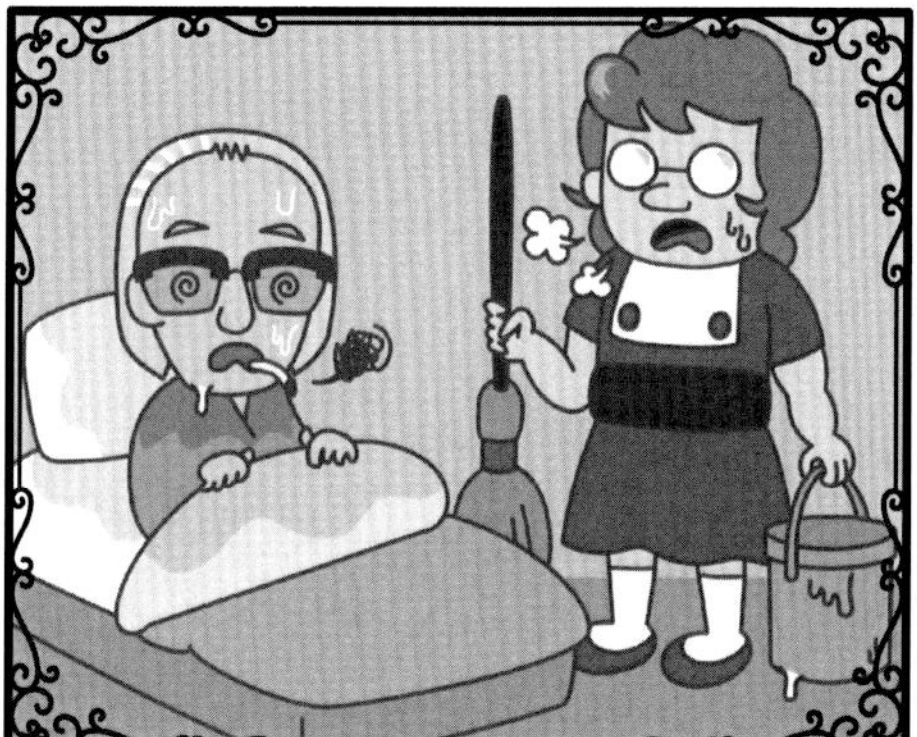

火の用心

必殺仕事人Ⅱ

多くの人は、政治家は絶対にうそをついてはいけないと思っている。そして多くの人が、政治家は確実にうそをつくと思っている。昔『うそ』でデビューした歌手・中条きよしが、76歳でめでたく参議院議員に当選したことは前号で書いた。6年間務めると82歳だ。高齢化社会の星としての活躍を期待したが、早々にやってしまった。国会でディナーショーと新曲のPRをしてしまったのだ。

高齢化社会の星はボケていたわけではない。バラエティ番組にゲスト出演した歌手や俳優が、新曲PRや番宣をするのはよくあることだ。本業が歌手である中条議員は、文教科学委員会もそのようなお仕事の一つと考えたのだろう。さすが必殺仕事人。どうせならチョンマゲして三味線持って登院すればよかったのに。若い諸君の票を集めたぜ。

ベッドでタバコを吸わないで

中条議員は折れたタバコの吸殻であなたのうそがわかると言っていたから、きっと愛煙家だろうと思っていた。だが、調べると禁煙したらしい。60歳過ぎまでは1日60本以上タバコを吸っているチェーンスモーカーだったが、喉の調子がどうもよくないと63歳で決意してタバコをやめたという。喉を大事にしたからこそ、公約も有権者に届いたのだろう。何を公約にしていたか知らないけど。

チェーンスモーカーも禁煙すると煙に弱くなる。それは15年以上前に禁煙した自分の経験からもわかる。彼も同じで、禁煙8年目の71歳の時にリリースした曲は『煙が目にしみる』。

ところで、自分の愛煙家時代を振り返って不思議に思うのは、当時は煙や火に対してずいぶん鈍感だったことだ。書類が散乱するデスクの上に吸殻が積みあがった灰皿を置いて平気でいた。枕元に灰皿を置いて寝ていたよな。

大人になってからも愛読した漫画家・横山光輝も相当な愛煙家だった。横山は69歳の時、自宅の火事で逃げ遅れて亡くなった。寝たばこの不始末が原因と言われている。鉄人28号も魔法使いサリーも諸葛孔明も助けに来なかった。

中条きよしは13年間禁煙を続けているのに炎上した。中村主水も飾り職人の秀も吉村府知事も助けに来なかった。『必殺』の、あのトランペットの音が聞こえただろうか。

時代劇は必殺です

必殺シリーズは１９７２年に始まった。池波正太郎の『仕掛人・藤枝梅安』を原作にした『必殺仕掛人』が最初。梅安は緒形拳がやった。この時はまだ、中村主水は出てこない。主水が出てくるのはシリーズ第2作、１９７３年の『必殺仕置人』から。当時の藤田まことは40歳。まだあんかけの時次郎的な軽さがあった。中村主水シリーズは藤田が還暦を迎える直前の１９９２年まで続く。大学の時に生協で『梅安』の本を見つけたら、横にいた商学部会計学科の友人が「しかかりにん』と読んだ。彼は公認会計士をめざしていたが、その後、どうしただろうか。

中学に入学し、高校、大学と進み、社会人になって会社を辞めて31歳で独立した時まで、中村主水を見てきた。表の稼業では弱いが裏では強いぜに憧れたが、表も裏も弱いまま今日に至っている。しかけよりしかかりの方が厄介だということも知った。

仕置人にはなれないが、金を払って仕置きを頼む人生も嫌だなと思っていた。しかし、生きていれば時々、定期預金を崩してでも仕置人に金を払って頼みごとをしたいと思うこともあるけどな。

時代劇は悩殺です

藤田まことは59歳で仕事人を辞めた。元スリーファンキーズ（知らないよな。僕だって知らない）の高橋元太郎が『水戸黄門』のうっかり八兵衛になったのが1970年、30歳の時。それから30年演じて２０００年に引退した。

『水戸黄門』と言えば由美かおる。かげろうのお銀の入浴シーンは１９８６年4月からの第16部が最初。黄門様は西村晃。由美かおる35歳。で、２０１０年6月の第41部終了とともに降板だから、この間７００回以上入浴したことになる。最後のシーンは59歳。ねぇさん、まだまだいけますぜ。

中村主水は婿養子の設定で、家付き妻のりつは白木万里が演じた。旧芸名は白木マリ。日活の石原裕次郎や小林旭の映画を見ていると、情婦やダンサーなど色っぽい役が多い。別に脱ぐわけじゃないんだけど、妙にその……。昔、そういう人を「お色気女優」と言った。死語だな。主水登場前の『必殺』で、30代半ばの白木万理は女郎を演じている。そういえば初期の必殺はエッチなシーンが多かった。ポルノ女優も多数出演。念仏の鉄は女好きだったから、毎回必要だったのだろう。残酷シーンもたくさんあったな。

ひとり相撲話

大鵬はウクライナの子

テレビでは残酷なシーンが減っているが、現実の世の中では残酷悲惨なことが次々に起きている。今年2月のロシアのウクライナ侵攻から始まった戦争は、未だ解決の気配がない。だからといって一小市民の自分には何もできないなとテレビを見ていたが、仕事でウクライナ大使館に行くことになった。支援や留学生受け入れについて大使にお話を聞くという企画の編集裏方仕事。記事にできる内容は限られていたけれど、今も自分の故郷にミサイルが撃ち込まれているという同世代の大使の話は迫力があった。

ずっと以前、ウクライナ大使館には横綱・大鵬の写真が飾ってあるという話を寺島実郎氏の講演で聞いたことがある。へーっと思っていたが、大使館の応接室に入ると、化粧回しをした大鵬の大きな写真があった。

第48代横綱・大鵬の父はウクライナ人で元コサック騎兵将校。ロシア革命後に当時日本領だった樺太に亡命し、日本人女性との間に大鵬らの子をもうけた。日本領出身の大鵬の国籍は日本で、本名は納谷幸喜。出生名はイヴァーン・ボリシコ。父親は日本敗戦時に樺太に侵攻したソ連軍に逮捕され、大鵬ら子供たちと母は北海道に逃れた。小樽まで行くはずが稚内で途中下船。乗っていた船はその後、小樽に着く前の留萌沖でソ連潜水艦に撃沈された。

相撲部の応援

大鵬の北海道での少年時代は貧しく、巡業に来た相撲取りたちのちゃんこを見て入門を決意したらしいという話もある。戦争は個人の人生を翻弄する。大鵬もその例だが、ウクライナでは今まさに、多くの老若男女がひどい目に遭っている。もちろん、喜んで戦場に行っているロシア兵も少ないだろう。

人生を振り返り、俺はついていないと思うことが多いが、それらの人々に比べれば自分の不幸など、納豆に間違ってソースをかけてしまった程度なのだろうと反省したりする。

取材の翌日、大鵬の孫の力士は俺の後輩なのだと自慢したら、相撲部だったのかと言われた。確かに風呂上りに見る腹は相撲取りのようだがそれはオヤジになってからのことだ。学生時代、頭にシリコンを入れて土俵に上っていたわけではない。

母校の土俵には上がっていないが体育館の風呂には入ったことがある。大学祭の準備や交渉やそれを理由にした飲み会で毎晩遅く、銭湯に間に合わない。風呂なしアパートは辛いと親しい大学職員に言ったら、お前ら相撲部の風呂に入って来いと言われた。臭かったのかな。で、大きな風呂に極楽極楽と浸かっていると稽古を終えた相撲部員がドドドッと入ってきた。「おい、どこの部だ?」「ぶ、文学会です。きょ許可はもらっています」。一緒に入っていた哲学会員は、瞑想するふりをしていた。

だけど…

うちの学校の理事長は相撲部出身でも小説家でもないが、相撲部応援の依頼が時々くる。風呂を借りた恩義もあり、50代になってからはOB会の先輩の命令で母校相撲部の諸々にも時々お付き合いするようになった。母校出身力士の番付にも、少しは関心を持つようになったが、コロナ禍になってから大相撲入りした納谷のことはすっかり忘れていた。まだコロナはクルーズ船の中だけだとみんなが思っていた2020年2月、40歳で髷を切ることにした後輩・豪風の引退相撲を国技館に見に行った。納谷はその翌月に入門した。

相撲部の応援もいいが、ほどほどにしておかないと金がかかる。でも、時々面白いこともある。これもコロナ前のこと。卒業生力士が関取になったので化粧回しの授与パーティーをするから来いと連絡が来た。一度公務員になってから入門した一山本。また金をとられるのかとパーティー会場に行くと、二所ノ関親方、元大関・若島津が用事があっておかみさんが代わりに挨拶するという。おぉ高田みづえではないか。「誰っすか、それ」と平成生まれが聞く。おかみさんのために応援しちゃうもんね僕なんか、とジジイたちは大喜びだったが、今年1月に親方は相撲協会を定年退職。高田みづえも61歳でおかみを引退した。

相撲人事

大鵬は白系ロシア人だと教わっていた。床屋のおじさんが「だから大鵬の前で行司はハッケイヨイ」と言うんだと言っていた。当時9歳だったが、つまらないことを言う大人だと思った。

大鵬が引退して北の富士が横綱で高見山が初優勝した小学校5年生の頃、クラスで相撲ブームがあった。転んでも痛くないように砂場で相撲を取る。最初から砂かぶり。仲間に入れてもらったがチビで力がないのは今と同じで、しかも痩せていたから極めて弱かった。四股名は中川。当時、長谷川という人気力士がいた。弱かったけど番付は関脇。特技があったからだ。相撲の技ではないのだけど。

ちょうどその頃、母親の知り合いに蔵前国技館に連れて行ってもらい、その時お土産にもらった番付を真似て、マジックとサインペンでクラスの相撲番付を作って教室に持って行った。好評だったので、対戦結果をもとに週1〜2回更新することにした。自分で作るのだから誰を横綱大関にするか、誰を前頭に落とすか、昇進も降格も思いのままだ。人事の面白さを知ったのはこの時だ。勝手に作られた番付でも降格はされたくないから僕には手加減する友達もいる。人事権を持った者は強いということも学習した。自分が全敗した週の次の番付では自らを小結に陥落させた。公平を装うことの大切さも覚えたのだ。

教室で昨日のプロ野球や相撲が共通話題となった世代は、我々が最後なのではないか。学校帰りにみんなで相撲をしていたなんて昭和の風景だろう。我々の世代は小学生の頃から「相撲」という漢字を、書くのはともかく読むことはできた。茨城県にいた同世代の従兄は、原辰徳が初めて甲子園に出た時、その高校名を「トウカイオオズモウ」と読んだ。もう中学生になっていたのに。

昭和テレビ館

テレビっ子世代

最近のドラマでは、警察に追われる犯人もシートベルトをするらしい。しないとクレームの電話をする視聴者がいるようだ。「子供に悪影響を与える」というのがテレビに対するクレームの主たる理由だ。しかし今や子供たちはテレビを見ない。基本はネット、YouTube。そんなこともわからないのは愚かなクレーマーとＮＨＫだけである。今年の『紅白歌合戦』は一体誰に見させたいのだろうか。50代以上で、出場する歌手を全部知っている人は稀だと思うぞ。

子供はテレビを見ない。大人は不快なシーンがあればチャンネルを変えればいい。水曜日は8時までに何が何でも帰ってドラマを見る、というのは昭和の人間だ。そうだよな、今は留守録だよなと言って大いに笑われた。おじさんはTVerもGYAOも知らない。

敗北のテレビ

小中学校の頃はビデオなんかなかった。テレビの前にカセットテープデッキを置いて好きな番組の録音をした。「そこ片付けて」「静かにしてよ、もーっ」という音も入っていた。録音再生でどう楽しんでいたのか覚えていないが、友達もやっていた。

それでもテレビである。録音ではぜったいに楽しめないものもある。早く大人になって夜中に『11PM』のウサギの耳のおねぇさんをじっくり見たいと思っていた。会社に勤めて、常務のお供で初めてエスカイヤクラブに行って念願を果たした。

山城新伍の『独占！男の時間』を宮本顕治が批判したのは1975、6年。別に、それが理由で大学に入って反民青をやったわけじゃないけど。

おじさんはテレビの影響下で育った。「テレビっ子」も、いずれ死語になる。

すきすきアッコちゃん

『魔法使いサリー』の原作は横山光輝で、その後の『ひみつのアッコちゃん』は赤塚不二夫が原作者だ。この2つのアニメは小学校入学時から卒業まで、再放送も含めて何度も見た。2つともバブルの頃にリメイク放映され、アッコちゃんはさらにその10年後にもリメイクされている。最近、アッコちゃんの「新しい」方の2作を見た。ママや先生がとても若くなっている。2作目のパパはニュースキャスターで、3作目はカメラマン。1作目は豪華船の船長で、当時の僕には「なんだかすごくカッコイイ」感じの職業だった。第4作が作られる時のパパはユーチューバーなのだろうか。

俺だったらアッコちゃんのパパは中小企業の経営者にして、苦しい経営を鏡を使って救うという池井戸潤パターンでいきたいけどね。あっ、それで新作を作ってもいいな。銀行員は、ホトボリが冷めるまで大和田は使えないけど。「バレて困るのがパクリ、バレると嬉しいのがオマージュ、バレないと困るのがパロディ」と何かに書いてあった。でも、弁護士に聞くと著作権上は全部NGだそうだ。赤塚不二夫は2008年に亡くなった。最低でも2058年までは保護されている。

アッコちゃんの主題歌とエンディングの『すきすきソング』の作詞は井上ひさしだと知った。赤塚不二夫のお気に入りだったらしい。カラオケ自粛がすんだらぜひ歌わねばならない。

ビジネス感覚

実家にVHSのビデオデッキが入ったのは、大学を卒業してからだった。それから3年して自分用にビデオを買った。話題の『東京ラブストーリー』を録画して女の子に話を合わせようとしたが、留守録のセットをよく忘れた。当時の留守録は1回ごとしか録画できなかった。結局、毎日酒を飲んで遅く帰って来てからのレンタルビデオの再生用になった。エッチなビデオを借りたんだろうと思っているだろう。借りたよ、借りました。毎回必ず、文芸超大作と一緒に借りました。

1986年頃、街には小さなレンタルビデオ店がたくさんあった。その年、石川県でレンタルビデオ屋を開業したほぼ同い年の男は、店舗展開に成功する。彼は1989年の年末に公開された映画『バック・トゥ・ザ・フューチャー PART 2』を見てレンタルビデオ店の消滅を予見したという。その後アダルトビデオの制作で稼ぎつつ、インターネット草創期の1998年にはネットビジネスに参入する……DMM.com創業者のお話。俺はその間、『バック・トゥ・ザ・フューチャー PART 2』を映画館で見て、レンタルビデオに金を払いながら、いったい何をしてたんだろうとかと思う。

分類変更

悪い予感

どんな生き物にも生存本能があり、本能が危険の予知をする。そういう本能が退化したとされる人間にも多少は残っている。「予感」というやつがそれだ。本能の諸々が退化している自分でも「予感」は感じることができる。恋の予感は久しくないが、子供の頃から現在に至るまで悪い予感はよく感じ、そして的中する。妻が怒っているらしいことは、玄関の外からでもわかる。なぜ、なぜ、と気配がするのだ。もっとも予感が当たっても、なぜ怒っているのかは最後までわからない。

先月、朝ごはんを食べている時、なんだか悪い予感がした。なぜ、なぜ、と頭の中で歌いながらこの予感は何かと考えると、別に痛いわけではないが口の中が何だか変だ。余計なことをしゃべるなと言う神のご指示であろうか。そしていつものように無駄に口を使って仕事して、夕方から酒を飲み始めると変な感じの場所が特定できた。右下の奥歯が変だ。痛いわけではないが、大事をとって翌日の歯医者を予約をすぐする。

翌日、歯医者に行く。奥歯のあたりは少し痛くなってきて腫れている。レントゲンを撮った後、医者は言った。「ダメですね。抜きましょう」。老化した歯の根元がダメになっているそうだ。男の老化は歯と目ともう一か所から始まるという。既に老眼は進行していて、そして歯である。もう一か所のことは教えない。

口腔虚弱

歯医者で診察後、抜歯は土日もはさんで4日後の月曜になった。で、土曜から痛みが増してきた。酒を飲んで紛らわそうかと思ったが、醒めた後はきっともっと痛いだろうと止めた。日曜の夕飯は湯豆腐にした。ネギはくたくたになるまで煮えてから食べた。味変がしたくてはんぺんを入れ、鍋全体を覆うように膨らんだのを食べた。まだ足りないので、うどんを少し、ドロドロになるまで茹でて食べた。歯が痛いのに、いつもより余計に腹が減る。そして月曜日、抜歯。それから1カ月。まだ抜けたところはそのままになっている。こうやって1本ずつ抜けていずれ全部なくなるのか。前にそういう夢を見たことがある。その時も、豆腐とはんぺんを食べていた。

最近、原稿を書く必要からオーラルフレイルという言葉を知った。口腔虚弱、口の老化という意味らしい。いきなりカタカナを言われるとよくわからないというのも老化だろう。歯の老化はその人全体の老化を早めるという脅し文書がネットに溢れている。口がモトになった災いは幾たびも経験してきたが、これからは口がモトになった病も経験することになるのだろうか。

高齢化経年劣化

全数把握をやめようが、療養期間が短縮されようが、分類変更されようが、生存本能があるからコロナにはかからないようにビクビク暮らしている。それでも、あちこちの不調は経年劣化で仕方がない。劣化してもダマしダマし動かさねばならない。

自分のことを中年だと思っていたが、NHK放送文化研究所の「中年は何歳から何歳までか」調査によれば、回答平均は「40・0歳から55・6歳まで」だそうだ。だとすると、俺は老人かよ。

老人分類されても引退してはいられないのである。高齢化社会にあっては、ごく一部の成功者を除けば引退なんぞしたら食えない。一世を風靡した方々は入浴シーンをやめ、おかみを退いたとしても、零細企業主はうっかりが増え続けても、稼ぎ続けねばならない。

昔の60代はどうだったのだろうかと調べてみた。子供の頃から正月になると見ていた『初詣!爆笑ヒットパレード』。今年の元旦もきっと見るだろうけれど、あの番組が1968年にスタートした時の総合司会はトリオザスカイライン。東八郎38歳。去年の司会はナインティナイン。岡村隆史51歳。1980年の漫才ブームの頃、年寄りの漫才師だと思っていたWけんじは56歳だった。今、たけし75歳、さんま67歳。１９６８年の男の平均寿命は69・05歳、２０２１年81・47歳。50年でプラス12・47歳。ってことは、昔ならまだ俺、49歳ということになる。

第8波

新型コロナウイルス感染拡大第1波は、２０２０年4月11日をピークとする流行時期とされている。１日あたりの新規感染者報告数が全国で７２０人を記録したと大騒ぎになった。１日10万人が感染している今となれば他愛ないとも言えるが、あの頃は相当怯えた。それでも、１年もすればこんなことは収まるだろうと考えていた。

尾身会長がテレビカメラの前で新型コロナウイルス感染症終息宣言をする。それを聞いた市民たちが広場に集まり、マスクを外して天に投げ、歓喜の声をあげながらダンスを踊る。隅田川で花火が上がり、電通が仕切る「終息を祝う会」が新宿御苑で開催され、支持者を集めた総理大臣が「終息は政府の力によるものだ」と滑舌悪く演説する。そんな日が来るものと思っていたが、そうならない。

そうならないが電車も飛行機も混んでいる。浅草の外国人と渋谷の若い奴はマスクをしていない。政府は外ではマスクをしなくしていいと言っているが、同調圧力はまだあるし、高い金を払って買った事務所の在庫マスクもまだまだある。第8波は始まったのか、これからなのか。来年、夏も近づく頃には88波になるのだろうか。

コロナは風邪だという人が増えてきた。そうかもしれないが、風邪は万病のモトである。くれぐれもご注意、ご自愛ください。本年も大変お世話になりました。ボヤキの駄文へのお付き合いにも感謝します。明年もよろしくお願い申し上げます。

（２０２２年12月）

この頃考えたこと●COCOAどこ?

2022年9月20日から、オミクロン株対応ワクチンで5回目接種開始。

9月26日、1日あたりの感染者数4万3563人、感染者数累計2109万6208人となったが、感染者数の全数把握は簡略化されることになる。

10月11日、入国制限をほぼコロナ禍以前の水準まで緩和。19日には外務省が、全世界の感染症危険情報を「レベル1」に。

11月17日、役立たずの声が多かったコロナ感染者接触確認アプリCOCOAがサービス停止。

COCOAはアプリがインストールされたスマートフォンを携帯している人同士が、Bluetoothを起動したままで1メートル以内に15分間以上近づいた状態が続いた場合、相手のデータ（識別子）が「接触情報」として互いの端末に記録される、とWikipediaに書いてある。入れてしばらくは気にしていたが、その後は忘れて、半年ぐらい経って久しぶりに見てみたら、3カ月以上前に接触履歴があった。スケジュール表を辿って見てみると、夕方から2時間ほど蕎麦屋で酒を飲んだ日だった。で、それで終わりだった。

そして誰も
恐れなくなった、か

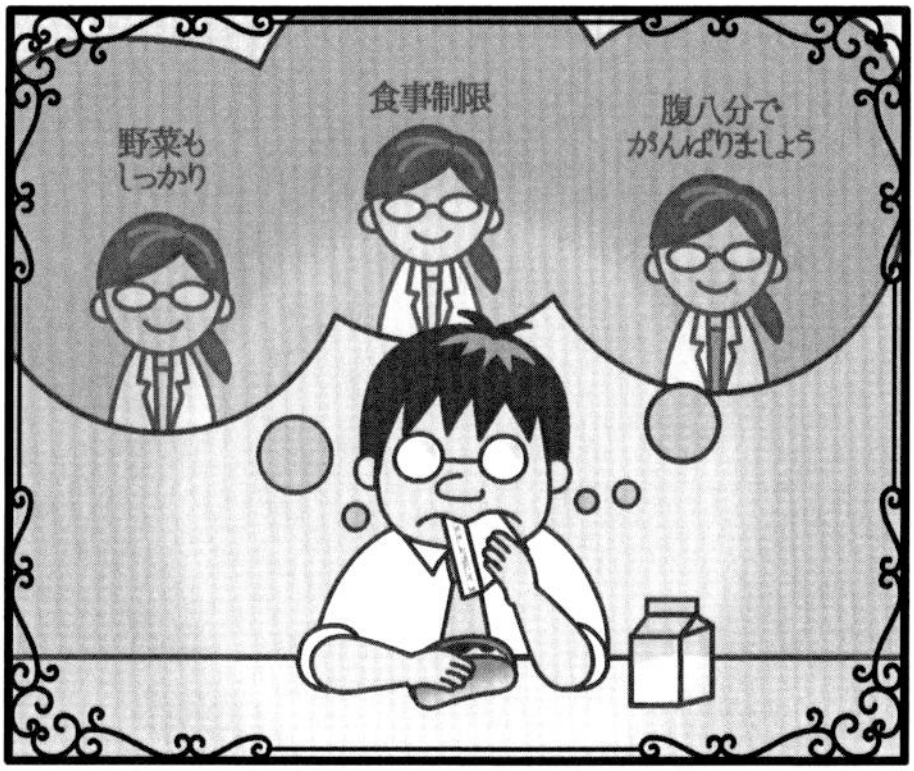
野菜も
しっかり
食事制限
腹八分で
がんばりましょう

両手を回してカラオケ再開

別れの一本杉

3カ月に一度の検査を受けに、朝早くから病院に行った。採血があるので朝飯は食えない。血を採った後1時間近く待って診察を受ける。厚生労働省の調査によると、外来患者の多くは、待ち時間「30分未満」、診察時間「3分~10分未満」だそうだ。

高コレステロールだの血糖値だの尿酸値だの血圧だの、各種成人病関係の診察をしてくれるのは感じのいい女医で、サザエさんのタラちゃんのような声をしている。順番を待ちながら、♬あの子はいくつ。とうに四十はよう~過ぎたろに♬と頭の中で春日八郎になっていると番号を呼ばれた。

「お変わりありませんか」とタラちゃんの声で聞かれ「はい、特段ありません」と元気に答えると「実は私、今月でこの病院を辞めますので、次回は別の先生になります」と。急なことなので慌ててしまい「そ、そうですか。あ、いろいろ、あ、ありがとうございました」と話を打ち切る文脈で話してしまった。その後はいつものように診察。血液検査の数値などを説明されたが、動揺して聞こえていない。

石の地蔵さんのよ〜

この先生が担当になって7、8年が経つ。3カ月に一度だから年4回で30回ぐらい会ったことになる。せっかちな自分が毎回1時間近く待たされて、それでも文句を言えない相手は、この女医と妻だけである。世話になった人の退職や離任であれば、いつもなら「御礼にお食事でも」と言うのだが、それほどの距離感ではないし、いきなりそんなことを言って他に何か悪いところがある人間と思われたくないので誘わなかった。

一通り診察が終わり「では、次の先生にも引継ぎをしておきます。それで中川さん、とにかく痩せないと。このままだとダメですよ」

「は、はい」

昔、フラれた女の子に最後に何か言われた時も、こんな気分だったな。

病院を出てトボトボ歩く。でも腹減ったな。朝食抜きだったもんな、とフラフラとコンビニに入り、たまごサンドとコロッケパンと牛乳を買って、イートインコーナーで一気に食べた。女を裏切る時というのは、きっとこんな気分なのだろう。

♬食べた食べた。こらえきれずに食べたっけ♬

星屑の町

春日八郎の次は三橋美智也だ（ついて来いよ、40代。50代でも既に離脱してるかな）。

3年半ぶりにカラオケボックスに行った。カウンターで緊張してチェックインしたが、扉の中は昔のままの風景だった。1時間の予定を1時間延長。それでは、泣いても笑っても最後の1曲と、「星屑の町」を入れる。昭和37年の名曲。♬両手を回して、帰ろう♬

20年前、親父と2人で北坂戸の駅前のスナックに行った時にこれを歌うと、「お前、こんな古いのよく知ってるな。誰に教わった？」と。あんただよ。

長いこと歌っているが、ずっと「両手を回す」意味がわからなかった。チェッカーズのように星空に向けて手を挙げて指を立ててくるくる回しながら帰るのだろうか。いや、両手でやったら変だぞ。まあいいか、と20数年歌っていたが、ネットにその意味が書いてあった。そういうことをきちんと調べないと気が済まない人がいるらしい。

あの両手は腰の位置に置いて、手のひらを開いてくるくる回す。♬汽車、汽車、シュポシュッポ♬の格好なのだ。わかるか、30代。もう遅いから汽車に乗って帰ろうぜ、という意味。そうと知って安心したので、酔っ払って揺れながら帰った。

国鉄民営化とカラオケボックス

3年半ぶりにカラオケに行った翌日、断り切れず2次会に行くことになり、スナックでカラオケをした。そして、一度は2次会を断った人間とは思えぬほど歌った。

それにしても最近の若い諸君は歌がうまい。歌手のように歌う。だけど、若い諸君の歌を聞いても、それが誰の何という曲かわからない。おじさんの頭の中の歌本は、1999年以降、改定版が出ていない。

大学生の頃、町のスナックには8トラックのカラオケ装置がある店もあったが、高くて行けなかった。8トラカラオケ装置はすでに1960年代の終わり頃にはあったようで、あの第一興商の創立は1971年だ。1983年に大学を卒業したらすぐ、父親が定年退職になった。いくらか退職金が入ったはずだと実家の様子を見に帰ったら、立派な8トラックカラオケセットが買ってあった。1980年代半ば頃には、カラオケは庶民の娯楽になっていった。カラオケ専門店ができるのもこの頃で、貨物コンテナを利用したカラオケボックスもあちこちにでき始める。1987年の国鉄民営化に向けて、貨物コンテナがかなり処分されたのか。パイオニアがレーザーディスクカラオケを出すのは82年。この頃、東映や日活もカラオケに進出。あれは卒業して数年後だったか、カラオケの画面に「映画界に進む」と言っていた友人が映っていた。

誰も知らない

大人がシラフで、人前でマイクを握って歌うようになるのは、90年代からだろうか。『菊と刀』のベネディクトは、日本人の行動は一貫性がないと言っている。そうだよ。カラオケは「恥の文化」の日本が発祥である。

会社員になってカラオケを歌う機会が増えたが、一向に上手くならない。ある時、年配者の集まりで懐メロを歌ったらウケた。カラオケは選曲だ。地方の業界団体の宴会で『月月火水木金金』を歌ったら、酔っ払った協会長が「君も海軍か」と握手を求めてきた。

いつからだろうか、懐メロを歌ってもウケない。春日八郎も三橋美智也も、もう知っている人がいないのだ。「我々は尾崎といえば紀世彦だ」と言ったら、店の女の子は生きている尾崎豊を見たことがないという。刑事役の水谷豊が、昔、チンピラのアキラだったことも知らねぇし、小野小町と赤坂小梅の違いも、清少納言と清川虹子の区別も出来ねぇぇんだよな、とブツブツ言いながら酒を飲む。

ガッチャマンもデビルマンもタイガーマスクも懐メロ。もう、ウケなくてもいい。いつも歌っているのを歌おうと、城みちる『イルカに乗った少年』。もう中年も過ぎた年寄りがイルカに乗っていったいどこへ行くのだ。早く帰れよと、もう一人の恥を知る自分が言う。城みちると城達也と城卓也。遠い地平線が消えて、骨まで愛して……俺はこれから、わかる人とだけ生きていく。

よばれてとびでて

成り行きで音声コラムを続けている。寝起き、二日酔い、機嫌や体調で声の調子がいつも違ってしまう。お喋りだが喋りのプロではないから、まあいいいか。

サザエさんのタラちゃんの声優が交代した。違和感がないので安心した。それにしても、87歳まであの声を維持した貴家堂子さんはすごい。だから苗字は「さすが」と読むのか。僕も見習いたいでちゅ。フグ田タラオは3歳ということになっている。１９４６年に連載が始まった『サザエさん』の磯野サザエは24歳でフグ田マスオと結婚し、すぐ長男・タラオを産む。タラオは多分、昭和22〜23年の生まれ。団塊の世代でちゅ。はい〜、とイクラの合いの手。貴家堂子さんがタラちゃんの声を最初にやったのは33歳の時。同じ頃『ハクション大魔王』のアクビちゃんもやっていた。あの頃僕は8歳の子供で、アラビアンナイトの世界では男も女もヘソを出す服を着るらしいことは絵本や『大魔王シャザーン』で知っていたが、へんへんへんてこりんな恰好だと思っていた。40年もすると、日本の夏もヘソ出し女ばかりになるとはまったく想像しなかった。

コロナ前、女子大で「出版文化論」を教えていた時は、ヘソは出していないが、アクビ娘が教室にたくさんいた。

そんなのアリ

アリに学ぶ

以前、『奇跡の人』を読んだことがあるかと聞かれ、「うん。三重苦を克服したヘレン・ケラーって、奇跡だよな」と答えて読んでいないことがバレた。『奇跡の人』は深い愛情と厳しい指導でヘレンに発声を克服させたアン・サリバン先生のお話だ。

僕は随分前から高血圧、高コレステロール、高血糖の三重苦に苦しんでいる。原因は肥満である。10kgは減量しなさいと医者は言うが、いまの食生活でそれができたら奇跡だ。

妻が「美味しそうだったから」とデパ地下で大きなハンバーグの洋食弁当を買ってきた。大好きなナポリタンも一緒に。「海老グラタンも食べるでしょ」と電子レンジの前で言っている。「食べるとも！」。妻は、夫の奇跡の人になることを断念したらしい。

肥満の原因はカロリーの摂り過ぎであることは確かだ。カロリーが低くて栄養があるものを摂らねばならない。野菜を食べろと言われるが、子供の頃から野菜は積極的には食べない。カロリーが低くて栄養が高いキノコは大好きだが、農林水産省によるとキノコは野菜ではないらしい。管轄は林野庁。しかし毎日キノコばかりじゃ、体はもたない。松茸だって、いくら高くてもあれだけじゃメインデッシュにはならないでしょ。

ハキリアリは巣の中でキノコを栽培していることを最近知った。人類が農耕をはじめるはるか前から農業をしていたアリは、高カロリーなものばかり食べる女王アリの健康を気遣ったのだろうか。俺は夏の間アリのように働いたのに、冬、キリギリスに金を借りるような人生だったなとしみじみしながら、ナポリタンと海老グラタンの中のマッシュルームを探した。

アリの文明

アリが農業をしているということを知ったのは、かなり衝撃だった。村上貴弘・著『アリ語で寝言を言いました』によると、どうもアリは、言葉も話すらしい。

アリの生態はまだわからないことがたくさんあるらしく、もしかしたら人間よりもはるかに高度な文明を持っているのかもしれない（村上先生は、そんなことは書いてないけど）。だいたいアリの巣を見ただけでも、かなりの土木建築技術を持っていると考えられる。別々の巣のアリは敵対行動をとるらしい。なにぃ〜大林だと。俺は清水だ、とガンの飛ばし合いをするのだろうか。

しかし、いくつもの巣がつながっているスーパーコロニーというものもあって、別の巣どうしでも相互に行き来したりするそうだ。大成さん、鹿島さんが奥で待ってますから、早く来て値段決めちゃってください、とか。かつて世界最大と言われた北海道石狩市のコロニーは約2・7㎢の領域に地下通路で相互に連結された45、000の巣があり、3億600万の働きアリと100万の女王アリが生息していると見積もられていた、とウィキペディアに書いてあった。後は自分で調べてください。

農業をやるなら漁業もやっているかもしれない。アリの巣というのは地中に広く展開される。広大な巣の中に池を作り、ミジンコを養殖しているかもしれない。

アリの兵役

知れば知るほどアリは面白い。アリの世界は機能別に特化しているようだ。働きアリは働くことに特化しているが、それも分担がちゃんと決まっていて、その仕事をずっとやり続ける。全員が女王アリの子だが、親が女王アリだからといって簡単に女王アリになれるわけではない。人間の政治家とは違う。

女王アリは女王アリとして生まれてくるわけではなく、生まれたアリの中で適性があると判断されると特別に育てられるらしい。心技体ともに女王アリにふさわしいと女王アリ審査会がきめるのだろうか。とにかく生殖に特化し、ひたすら卵を産み続けるのが役目だから、大変な仕事である。

役割分担が明確なアリの世界は、平等な社会のようだ。女王アリも卵を産む役割を分担しているのであって、働きアリに命令したりして君臨統治しているわけではない。そこはうちの女王とは違う。君の家はどうだ。

働きアリにとって、遠くに餌を探しに行ったり、敵が来ないか偵察に行ったりすることは危険な仕事だ。このように危険な仕事は年寄りが担当することになっている。死ぬリスクが高いところに若いのを行かせるのは、種の保存の観点からよろしくない。若くて健康で、将来を担ってほしい者は、巣の中の安全な業務に就く。アリの世界では、65歳を過ぎなければワグネルには入れない。人間の戦争指導者は、アリに比べればアタマが悪いな。

うどん好き

伊勢うどん

奥歯がダメになったので抜歯した。歯医者になぜダメになったのかと聞くと「老化ですよ」と簡単に言う。子供の頃、悪いことをすると「ローカに立ってろ」と先生に言われたが、ジジイになって、何かあるとすぐに「ローカだ」と言われるようになった。

歯痛から抜歯までの間は、柔らかいものばかり食べていた。歯が痛いのに、いつもより余計に腹が減るので、うどんをなるべく緩く煮て食べた。

極太でゆるゆるの伊勢うどんは、伊勢参りで疲れた旅人のために消化を良くしたとか、多くの客に手早く手間なく提供するためにうどんを常に茹で続けたからとか諸説あるが、歯痛の人間のために開発されたという説はない。それでも、歯が痛いのを知っている妻は、親切にうどんをよそってくれた。当分、歯痛のフリをしてもいいかもしれない。

収監による習慣

抜歯後2カ月、まだ抜けたところはそのままになっている。こうやって1本ずつ抜けていくのだろうか。歯が抜ければ噛めなくなる。噛まなければ早食いに拍車がかかる。拍車がかかれば肥満がさらに進む。歯のないデブは、もはや妖怪である。嫌だ嫌だ。

「歯がなくなり食べられなくなってやせ細るという想像ができないのはなぜ」と問うた妻が2週間ほど家を留守にすることになった。寝る前に歯を磨けと妻からも加トちゃんからも言われなくなると、とたんに酒を飲んでそのまま寝るようになってしまった。生活習慣をきちんとしなければ、老化が早まるということはわかっている。しかし、独りの自分を律することは、なかなかできない。今日も讃岐うどん2束を一気食いした。米より小麦のほうが太るのに。

看守がいると思えば、独房でも正座していられる。看守が帰るのは来週の火曜日だ。

美々卵

　そう言えばコロナ禍でご無沙汰していたお店に行こうとうどんすきの名店・新橋の「美々卵」を予約しようとしたら、ない。で、新宿などの店を検索したが、ない。変だなと思ったら、「首都圏の美々卵全6店舗が２０２０年5月20日をもって完全閉店」とネットにあった。コロナ禍で首都圏店舗はすべて撤退したのだそうだ。

　関西に「うどんすき」なるものがあることは知っていた。だが食べたことはなかった。40代になってから、新橋の「美々卵」に誰かに連れて行ってもらって初めて食べた。世の中にこんなにうまいうどんがあるかと思った。鍋の〆にうどんではなく、最初から肉や野菜の鍋に一緒にうどんを入れて煮る。かといって、なべ焼きとは違う。すっかりはまってしまい、一時期よく行った。具材とうどんの皿のほかに箱がサーブされ、そこから生きた海老が飛び出るという演出で、女子を驚かせて喜んでいた。

　東京美々卵の閉鎖はコロナ禍が理由ではないと労働組合は言っているようだが、その真相よりもとにかく美々卯のうどんすきが食べたい。再び新橋でうどんすきが食えるなら組合を支援するぞ。5月、日帰りの大阪出張の機会を得た時、チャンスだと思った。だけど、打合せ終了は15時で「美々卯」本店の営業開始は17時。早朝に埼玉の家から来て東京駅で落ち合って同行したプランナーは、酒が一滴も飲めない。その彼を2時間も待たせるわけにはいかない。ならばと、新大阪駅構内の店舗へ。「美々卯」の看板だが、ふつうのうどん屋。お客さんはふつうのうどんを食べているが、うどんすきありますか?　あります。では、それ、と、うどんすき2人前。やっぱりうまい。海老は跳ねなかったけど。

同期・栗田ゆう子

東京美々卯は1973年4月に美々卯の暖簾分け店舗として中央区・京橋で創業したらしい。1993年の『美味しんぼ』に「美々卯」が登場するが、主人公たちはわざわざ大阪まで食べに行っている。さすが、大新聞社「東西新聞」。新橋で食えるものを、大勢で新幹線に乗って大阪本店まで食べに行っている。社主まで連れて。

実は最近、『美味しんぼ』をKindleで買って再度読んでいる。全111巻。一度に買うときっと読まないから、1巻と111巻を買って、その後、読み終わるごとに少しずつ買い足している。で、85巻を超えた。そろそろ飽きてきた。

新入社員の頃、昼飯の後に寄った喫茶店に「ビッグコミックスピリッツ」が2週遅れで置いてあって、『めぞん一刻』と『美味しんぼ』だけを読んでいた。『美味しんぼ』のスタートは1983年10月30日号からで、せっかく出版社に入社したのに『プロパン新聞』に配属され半年経って腐っていた頃だ。『美味しんぼ』の主人公・山岡士郎は朝日新聞を思わせる「東西新聞」文化部の記者。うまいものを食うのが仕事というのが羨ましくて仕方なかった。こっちは、燃料店めぐりの担当だからね。それでもマンガに出てくる職場の感じは自分の会社によく似ている。机の上には原稿用紙。まだパソコンなんかなかった。

思えば80年代は新聞・雑誌メディアの全盛期である。一般紙は憧れの存在で、そこに新入社員として入ってくるのがもう一人の主人公・栗田ゆう子。女子大出身のようだが、同期ではないかと気がついた。

山岡士郎と栗田ゆう子の結婚は1994年1月。栗田は計算上33歳。そのまま在職し、99年10月・計算上39歳で双子を出産した後も仕事を続ける。で、2014年12月の東日本大震災後の放射能調査の頃まで仕事を続けているが、あとは不明。

同期・栗田ゆう子はどうしているのだろうか。義父の資産『美食倶楽部』を引き継いで女将になっているのか、それとも銀座にあった倶楽部の土地建物を売って悠々自適な暮らしをしているのか。それとも、東西新聞社の女性役員比率目標達成のために取締役に就任しているのか。会いたいな、栗田ゆう子。元気なら62歳。中川チヨのようになっているのかな。

帰りゃいいが帰らぬ時は

ウクライナの戦闘とワグネルの反乱と女優の不倫とが同じテレビ番組の中で、何が専門なのかわからない同じコメンテーターによって論じられている。日本はまだ平和である。

不倫で仕事を干されるなら、瀬戸内寂聴の本は発売禁止である。もっとも、結婚はある種の契約であるから、浮気は倫理に悖るかどうかは別として、契約違反である。わかっていて契約違反をする人は、ビジネスの世界では干されても仕方ないのかな。

不倫は民事だが、芸能人が刑事事件を起こすと、出ていたドラマや映画が見られなくなるらしい。あの歌舞伎役者が出ていたドラマは、再放送がなくなるのだろうか。

不愉快だから見たくないという人がいるなら、いきなり目に飛び込んでくる地上波は自粛もやむを得ない。でも、お金払って見る映画や見逃し配信はいいじゃねぇかと思うけどね。そんなことばかりやっていると、『子連れ狼』も見ることができないし、『エイトマンの歌』も歌えない（片方は本人死亡でＯＫになったようだが、もう一方は無期懲役収監中）。

役者の仕事は本人以外を演じることだよね。作家と作品は別という考え方もある。そう言えば、不祥事役者の出演作の放映中止は、生徒の一人がタバコを吸うと全員が甲子園に行けなくなるシステムと同じだと、始終Twitterを更新している同世代の作家が批判していた。彼についても、僕は作品は評価している。

62歳の夏

偉い人を取材していたら、昔その人に会ったことがあるような気がしてきた。試しに共通の知人だと思われる人の名を言ったら、30年前に岡山から新幹線で、缶ビールを飲みずっと話しながら帰ってきた先輩だとわかった。両方でほぼ同時に思い出したが、その時相手が放った言葉は「そんなに太ってなかったよね」。

デブになってから長い時が流れた。10年近く前、30年ぶりに再会した後輩が太っていたので、「お前、太ったな」と言った。その時相手が放った言葉は「その声は、もしや中川さん？」。もはや声にしか面影がなかったらしい。

30年前は、自分がハクション大魔王のような体形になるとは思っていなかった。そんなことよりも、自分には輝かしい未来が待っている信じていた。日々の経営に四苦八苦しているオッサンになっているとは想像していなかった。コロナ借入の返済のためには、あと10年は働かねばならない。いくら労働しても、困難から抜け出すことができない我々零細企業経営者は、マルクスが想定していなかった階級だ。

先輩や同期や後輩が偉くなったり有名になったりするのは誇らしいが、一方で思うようにいかない自分を情けなく思ったりもする。友達がみんな偉く見えた日は、妻に花を買って帰れと啄木は言うが、そんなことをすると、何か謝らなければならないことをしたのではないかと疑われる。人に言えないことは、ローマ字で日記を書くしかない。

グズグズ言っていても仕方がない。今日は何を食べようかと、15時ぐらいから考えている62歳の夏である。

（2023年8月）

この頃考えたこと●5類ルイルイ

2023年1月5日、新規感染者数が約23万人に達する。1月は1日あたりの死者数が500人を超える日も。

2月中旬以降、1日あたりの感染者数は1万人を下回る日も出るようになり、2月10日、政府は公共の場所におけるマスク着用の義務を廃止し、個人の判断に委ねる方針を発表した。25日には、自衛隊による大規模接種が終了。新学期からは学校でのマスク着用も原則不要になった。

5月5日、WHOが緊急事態宣言を解除。8日、新型コロナの感染症法上の扱いを「5類」に変更した。新型コロナウイルスが正式に「5類感染症」に移行したことにより、従来の強制力のある対策から自主的な感染対策への移ったことになった。これをもってコロナは収束したと言えないことはないが、コロナウイルス自体は消滅していない。実際、厚生労働省が同年7月に発表した「6月の感染状況に関する報告書」によると、新規患者数は増加傾向にあると書かれていた。しぶといな、新型コロナウイルス。

インフルと同じインフレ

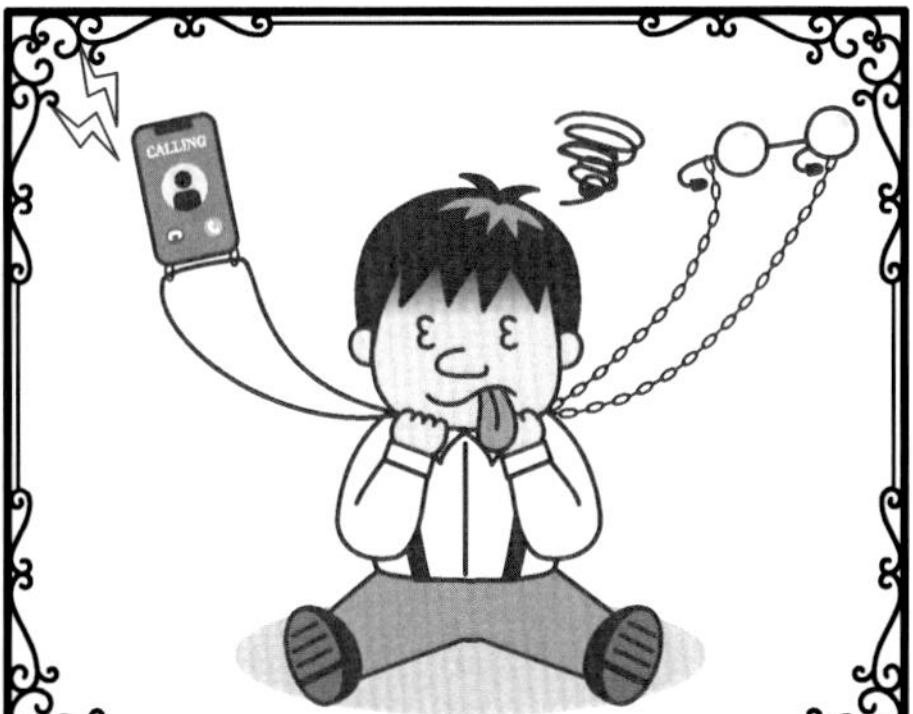

探し物は何ですか

常時携帯

小さな文字の書類を読まなければならず、メガネを外した。その外したメガネをどこに置いたかを忘れる。探すのを止めた時に、頭の上に載せていたことを思い出すのはよくある話だが、思い出す前にありがとうと頭を下げてメガネを落としたことが何度かある。

外でスマホを見る時もメガネを外すようになったので、友達の真似をしてメガネにチェーンをつけた。外した時は首から下げているが、時々よじれて首を絞められる。自分で自分の首を絞めるのは慣れている。メガネを落とすよりはましだ。

以前から、カギにはチェーンをつけてベルトに引っ掛けていたし、手提げを持つ時は、取っ手にストラップをつけてリュックのフックに掛けるようにしている。さらに真っ黒な太いショルダーストラップでスマホを下げている。このようにしていれば忘れてくることはない。これで万全だ。つながっていないのは妻だけである。

たすきリレー

ショルダーストラップを買ったのは、スマホを落として液晶をダメにしたからである。ドコモの人に、これは買い換えしかないと言われてカタログを見ると、どの機種も驚くほど高い。以前は、スマホは通信料と抱き合わせで安く買えた。それが通信料を下げるという政府方針のために禁じられ、端末価格はどんどん高くなってきたようだ。携帯歴31年、もともと機種にこだわりはないので一番安いのにしたが、こんなにするならこれからはぜったい落としてはいけないと思った。

新しいスマホを大事に持って事務所の前まで来ると、女性スタッフがエレベーターから出てきた。これから昼飯に行くようで、肩から何か修験者の数珠のようなものをたすき掛けしている。何だそれはと聞くと、スマホのショルダーストラップだと言う。そういうものがあるのかと、オジサンは早速ドコモショップに走り、若い店員に言われるがままに自転車の荷台のロープより太い、黒いストラップを買って、たすき掛けにして帰ってきた。

現代の外食券

スマホをなくしたり壊したり、いや、家に忘れただけでも大変だ。20数年前、携帯電話に慣れてきた頃は、家に携帯を忘れて仕事に出ると、なんだかパンツを履き忘れているような感じだった。パンツを履き忘れていてもズボンを履いているのだから、黙っていればわからない。当時はまだ町に公衆電話がたくさんあったし、いきなり携帯に電話してくるお客さんも少なかった。それがいつの間にか、スマホはパンツ・ズボン一体型となった。履き忘れて外出したら大変だ。ちなみにオジサンは下に履くのをパンツと言い、上から履くのをズボンと言う。だからスカートを履いた女性が、「明日はパンツで来る」と言うと、赤くなってしまうのである。

コロナ騒ぎの頃、スマホがないとワクチンの接種ができないらしいぞということでちょっと騒ぎになった。あれは、国家がデジタル化の遅れを取り戻そうとしてやった陰謀だと思っているが、通販もネットバンキングも利用はスマホが前提になってきている。ショートメールだのワンタイムパスワードだのの確認を、スマホでしないと次に進めない。そのうち、スマホを忘れると外で飯が食えなくなるかもしれない。昭和3年生まれの父が、戦時中に外食券を忘れて食堂で飯が食えなかったという話をしていたことがあったな。

手食文化

固定電話がほぼ完全普及し、その後で携帯電話が普及した日本と違い、アジアやアフリカなどのいわゆる途上国の人々は、通信手段は郵便からいきなりスマホになったらしい。そもそも郵便が届かないところもあったようだから、スマホは火の次に人類を変えたものになる。

火と言えば、スマホが電話線のない途上国でいきなり普及したのだから、電線もガス管もない途上国では、プロパンガスがいきなり普及するという話を講演でしている先生がいた。実際、地域によってはそういうこともあるようで、町のプロパン屋さんは海外に出ていく時が来たぞ。でもこのことは、40年前に『プロパン新聞』の記者になった頃に、僕は少し想像していた、と自慢。もっとも、先見の明も夢想しているだけじゃ何にもならない。

最近知った想像すらもしたこともなかったことは、手食文化のインドの話。あれはヒンズー教などに「手で食べることが最も清浄」という戒律があるからで、箸がなかったからではない。もちろんインド人全員が必ず手で食事をするわけではないが、手食は戒律を守ることなのだ。

ところが、近頃のインドの若者はカレーを手で食べなくなったという。戒律が緩んだりスプーンが普及したからではない。スマホが汚れるからである。信じるか信じないかは、あなた次第だ。

3倍速

今週やっておかねばならないことをすっかり忘れていた。今月、これまだやっていないということに気がついて慌ててやることになった……そんなことが増えている。物忘れが増えるのは老化が原因なのは間違いないが、それに加えてとにかく日が経つのが速い。この前やったばかりと思っていたら、すでに1カ月経過しているということだ。もっとも「この前、給料払ったばかりじゃないか」と思うのは零細企業の社長をやって以来ずっとだけど。

女子大で教えている時、学生たちに「1年の長さは生きた年の割り算だ。君たちの1年は10歳のときの半分。つまり倍のスピードだ。これから速いぞ。俺なんか、もっと速い」と得意になって教えたが、彼女たちの脳裏には、自分たちの横を3倍速で抜いてく腹の出た汗だくのオッサンの姿が浮かんでいただろうか。

ちなみにここでの話は時間経過だから「早い」と書くべきだとスタッフから指摘があっ

た。念のため大修館書店の「漢字文化資料館」のホームページを見ると、時間的な観点の時は「早い」が一般的で、「『月日が経つのが〝速〟い』と自信を持って書けるのは、玉手箱を開けた瞬間の浦島さんぐらいのもの」とある。なので、自信を持って「速い」ママとした。

人間、食いしん坊だ

お言葉にハートブレイク

オッサンの腹の出方も速い（ママ）。医者と妻からはやせろと何度も言われているが、体重と借金はすぐに増え、そしてなかなか減らない。医者は健康面で、妻は経済面で、やせる必要性を説く。健康は大切だし、それを維持するためにはある程度の経済力も必要だ。太るたびに服を買うような無駄をしている場合ではない。

ある休日に着た服が、パツンパツンだった。以前買った服を着て、急に寒くなったのでちょっと重ね着をした。妻はそれを着て外出したところを見ていなかったので、待ち合わせの場所に現れた夫の姿を見て言った。「こんな恥ずかしい人とは一緒に歩けません。もともと格好悪いんだからもともともと。せめて服ぐらいちゃんとして、せめて」と、もともとせめてとを繰り返し使って、叫ぶように言った。ずいぶんと傷ついたが、これからの老後を一人で歩くことになってはまずいので、まずは一緒に服を買いに行くことにした。

わかってくれとは言わないが

デブだけならＬＬサイズを探せばいいが、それに加えてチビなものだから、適当なサイズの服がない。大きい男の店「サカゼン」も、身長１６５センチ以下のデブ向けの商品はないようで、大きい男ものを着ると『オバケのＱ太郎』に出てくるハカセくんのようになってしまう。俺にピッタシのＬＬＬ、Large Large Little はない。どうせ小さな男だよ。

30年前にも一度、「サカゼン」に行ったことがある。その頃はやせていたが、タッパに合った吊り下がりのジャケットがなかなか見つからなかった。そのことを行きつけの飲み屋で話していると、女性客の一人が新宿の「サカゼン」に、二丁目のおなべの人の専用コーナーかあるから行ってみろと言う。何階だったか忘れたが、隅のほうのコーナーに、小柄な人向けのジャケットがいくつもあった。緑っぽいのを1着買って、お気に入りでしばらく着ていた。

僕が格好悪いのは、若い頃からそのような事情があるのだと説明しようと思ったが、チェッカーズのフミヤは、ダブダブの服を着ていても格好よかったな。♪ちっちゃなころからちっちゃくて♪。

わかっちゃいるけどやめられない

やせるべきだとは思っているが、依然として食欲は旺盛である。冬は食材が美味しくなるシーズン。ここでまた食い過ぎの連続で春を迎え、そして来年の衣替えでまた着られなくなる服が増えてしまっては困る。なんとかしなければならない。

そうだ。鍋のシーズンだから鍋物で野菜をガンガン摂ればいいではないかと早速実行しているが、鍋だけでは完結できず、やっぱりご飯を食べてしまったり、締めの麺類を放り込んだりしてしまう。それに、鍋だけではさみしいからと揚げ物など副菜も買ってしまうから、わが家の夕食は相撲部屋のちゃんこのようになっている。ごっつぁんです。

相撲部屋のちゃんこは、力士諸君が飽きないようにと、味付けは醤油、塩、味噌と日替わりするようで、さらにキムチ、塩キムチ、カレーというバリエーションもあるそうだ。僕としては、ここに牛乳を入れたシチュー風や、牛肉と玉ねぎのデミグラス・ハヤシ風、ビーツとトマトピューレを使ったボルシチ風も提案したい。

どうにもとまらない

家のちゃんこに飽きると、近所で外食をしてしまう。とん久の黒豚ロース＋かきフライ、長崎飯店の皿うどん硬軟合い盛り、秀永のご飯モノ＋ワンタン。知り合いに「秀永のホンコン飯は麻薬だ」と言って通い詰めた人がいるが、僕は栄養バランスを考えて中華丼。しかしこの店は、量が多い。

出張先ではさらに食欲が増す。先月の博多出張の昼食は、よし田で鯛茶。昼の開店を隣のカフェ・ブラジレイロで待つ。福岡最古の喫茶と言われるこの喫茶店の洋食メニューは評判だが、鯛茶ダブルに備えて我慢する。が、ホテルで朝食を食べていないことを理由に、モーニングセットの丸いパンは食べる。これがなかなかうまい。

港町かつお節

旺盛な食欲を鎮めるために、汁を多く摂ろうと決める。みそ汁や、場合によっては出汁のみをガブガブ飲めばいい。で、朝、少し寝坊してクソ忙しいというのに、それでも鰹節を削っている。そうしないと、妻が♪カツオ風味の本だしぃ〜♪を使うからだ。出汁はやっぱりかつおで、ダチはやっぱりカツオだ（サザエさんの中島くん）。

そういうことを言って歩くと、親切な人が鰹節を送ってくれる。鰹節の本場は、鹿児島の枕崎。森進一が『港町ブルース』で別府長崎の次にうなったところだ。鰹節の3大産地は枕崎とその近くの山川（指宿）、そして♪後ろ姿も他人のそら似♪の焼津。でも、沖縄のお土産でもらったことも何度かある。嘉手納、普天間、辺野古の沖、と節をつけてみたが、みんなオスプレイの空港だ。

で、今年は高価な枯節と荒節のセットをいただいた。カビがついていないのが荒節。これが実にうまい。「ジャパニーズ生ハム」とインバウンド客にウソをついて勧めたい。

炊きたてのご飯に削りたての鰹節。生卵を落として醤油を垂らす。これで1膳食べた後は、出汁をとった後に引き上げた鰹節とご飯とをまぜまぜして醤油を垂らしてもう1膳。朝から鰹節とご飯と森進一で一杯だ。

フレッシュパック

鰹節は1300年前から作られていたらしい。『古事記』に「堅魚」として登場する。読んでないけど。そして削り節が商品として販売されるようになったのは1917年（大正6年）。ヤマキの創業者・城戸豊吉が削り機3台で削り節の製造を始めたのがルーツとされる(「※諸説あります」…と、小さく書いておく)。当初は計り売りされていたが、やがて小袋に詰めて売られるようになった。それでも長年、鰹節は家で削る方が主流。昭和30年代になってポリエチレン袋に詰められたものが売られるようになったが、風味が落ちるので人気がなかったらしい。

しかし、1972年(昭和47年)、鰹節新時代が始まる。酸素バリアー制の高い素材の袋と窒素ガス置換包装のニンベン『フレッシュパック』が登場し、各社もそれに追随。削った鰹節の消費量が劇的に増える。オイルショックが1年早かったら、『フレッシュパック』は生まれていなかったかもしれない。「(鰹節は)販売金額でいえば70年から78年の8年間で166倍という脅威的な伸びを示している。このかげには当社が『フレッシュパック』に関する特許を行使しなかったことも大きく影響していると言える」ともニンベンの担当者は誇らしげに書いているが、現在、パックの削り節のシェア1位はヤマキだ。

されどわれらがコロナな日々

コロナ禍は終わったのか

5月8日に新型コロナウィルス感染症は感染症法上の扱いが第5類となった。そのとたんに、感染者数の発表がされなくなり、あたかもコロナはなくなったような感じとなった。ところがどっこい、コロナはなくなっていない。9月頃は去年末の第8波のピーク1日あたり感染者数2万人超に迫る、推定1万5、000人規模にまで増えていた。でも、あまり大きな騒ぎにならず、外国人観光客は増え続け、飲み屋は混んでいた。知り合いの何人かも、最近コロナで熱を出したとあっけらかんと報告している。

これは良いことなのか。まあ、悪くはないよな。ただ、このままなんとなく、あの騒動を忘れてしまうのはマズいのではないかと思ったりもしている。

マスクが見つからなくて、このままでは息が吸えなくなるんじゃないかぐらい心配してあちこち走り回ったり、指紋がなくなるほど手を洗っていたことを、忘れちゃっていいのだろうか。この2年半のことは記録し、しっかり記憶に残すべきではないかと思っている。

Go To Back

以下、振り返りのために。日本で初めて感染者が確認されたのが、2020年1月15日。クルーズ船ダイヤモンドプリンセス号の乗客の感染が確認されたのが2月1日。この頃は、まだ完全に他人事だった。

2月28日に北海道知事が緊急事態を宣言し、欧米の外出禁止やロックダウンが報じられるようになるが、この段階で確認されていた累計患者数は、たった200〜300人程度だった。3月になって東京オリンピックの延期が決まり、志村けんが亡くなり、これはもう大変なこととなった、これからどうなるのだろうと思いながら、僕は当座の資金とマスクの確保で走り回っていた。で、4月7日に東京は緊急事態宣言が発令され、会社は完全在宅勤務になった。1日あたりの感染者数は、今から思えばたったの252人。

7月3日、後で、ほとんど役立たずだったとわかる接触確認アプリ『COCOA』のサービス開始。夏休みになって7月22日に旅行支援事業「Go To トラベル」が開始されたが、12月に1日あたりの感染者数が2,000人を超えてしまい中止。

2021年1月7日、1都3県にまた緊急事態宣言。この日1日の感染者数6,906人。高齢者からのワクチン接種開始は、4月12日だった。7月23日から東京オリンピックが開催され、7月29日の1日あたりの感染者数が10,425人で、初めて1万人を超える。

22年の1月からは1日あたりの感染者数が2万人を超え、最大は同年8月28日の326,090人。でも、この頃から、感染者が増えてもあまり驚かなくなっていた。だから今、また徐々に増えていると推定されているが、あまり心配していない。それはなぜか。これは、飲み会のネタになる。

慌てて無駄遣い

1973年のオイルショックの時、ガソリンや灯油だけでなく、トイレットペーパーがなくなって大騒ぎになったことは、今でもテレビで流れたりする。あの時の総理大臣が別の人だったら、国家はトイレットペーパーを配ったのだろうか。全国民に2巻。ちっちゃくて使いにくいやつ。

マスク配布は4月17日に総理大臣が記者会見で発表し、6月20日までにすべて配布が完了したと次に総理大臣になる官房長官が発表した。後でわかるのが、調達に184億円、配送費76億円。さらにその後、未配布在庫の処分や検品、保管や廃棄の費用として追加で何十億円もかかった。

もっとも、政府のことばかりを笑えない。わが社も、あの頃買った高いマスクが、今も大量にある。スタッフは今、おしゃれなマスクをしているが、僕は責任をとってあの時買ったマスクを使っている。あと3年以上は、マスクを買わなくてすむだろう。紐がすぐ切れるけど。あの、中国製の青いやつ、いつか流行しないかな。

学習効果

あの頃はマスクのほかに、Webカメラも手に入らなくて困ったし、無駄な買い物もたくさんした。消毒液が買えず、エタノールをようやく探して水で薄めていたりした。今思えば、ほんのわずかな期間の品薄や不足だったのだが、焦りまくり落ち着いて事態を眺めていることができなかった。またいつか、きっと同じことをするのだろうか。

給付金や家賃支援などで金がばら撒かれたから、詐欺も出た。これは最初から想定されたことだ。諸々の支給金は雑収となるから、決算で利益になっていたら税金を納めることになると、迂闊にも後から知った。借入審査が緩くなれば余計に借りる。後から困るということは最初から想定された。計算上は、後10年かけて返済しなければならい。

失われた40年

学校出てから40年

♪学校出てから十余年♪という歌がある。作詞・青島幸男、唄・クレージーキャッツ『五万節』。メンバーが一人もいなくなった今、これを歌い継がねばならないと密かに練習している。1番は♪学校出てから十余年。今じゃ会社の大社長♪とハナ肇が歌う。こちらは学校出てから40年の零細企業の小社長である。

さて次の曲は、と探すのだが、社会人になってからの40年間の流行歌がなかなか出てこない。最近、昭和や平成のヒット曲を当てさせるテレビ番組が多いが、昭和はほぼ全問正解だが、平成はまったくダメ。ましてや令和なんて、『残響散歌』だとか『ベテルギウス』だとか、どこの国の歌だ。あいみょんって何者だ。

センチメンタルカーニバル

ジャニーズの名が消滅したが、所属タレントや歌手はまだたくさんテレビに出ている。ドブに落ちた犬は棒で叩かれることになっているから、これからどうなるのかな。

木下恵介アワーに出て主題歌を歌っていたあおい輝彦が、以前はジャニーズというグループにいたということは知っていた。高校生の時、『犬神家の一族』のスケキヨが♪あ〜今年も、南風に誘われて来たよ〜♪と歌っているのを『夜のヒットスタジオ』で見た。同じ頃、映画で池田大作の役やっていたのを知るのは随分経ってからだ。それからずっとして、佐々木助三郎になって黄門様の横にいるのも見た。そうだ、矢吹丈もやってたな。

僕が小学生の時はフォーリーブスが全盛で、クラスの女の子は北公次か青山孝史かでほぼ二分されていた。男の子もどちらを支持するか表明をしなければならなくなり、投票があった。ちょっと前まで『マグマ大使』に出ていた江木俊夫と少し地味だったおりも政夫は選択外で、僕はバク転が一生できないと思っていたのと、好きな子がコーちゃんよりター坊が好きと言ったので青山に1票入れた。

後年、北公次が変なふうになったということ知っていたけれど、あそこで言っていたことをまともに取り合わなかったのは、テレビ局と一緒だった。あれは確か1988年頃だ。

「忖度」の読み方を答えよ

ジャニーズ事務所に絶大な権力があったことが問題になっているが、僕が歌謡番組を一生懸命見ていた頃はナベプロ全盛期。『新春かくし芸大会』に出てくるクレージーキャッツもドリフも、小柳ルミ子も天地真理もみんなナベプロだった。その後の全盛はホリプロかな。当時のテレビ局員も、「忖度」という言葉は知っていたはずだ。

郷ひろみやたのきんトリオといったあたりがジャニーズだということは知っていたが、田原俊彦が同学年だということは、ずいぶん長い間知らなかった。ネットがない頃は、芸能人が年をごまかすのは普通だった。

画像認識力が極度に低い僕は、シブがき隊、少年隊あたりまでが顔の区別がつく最後である。あっ、SMAPもわかるぞ。ローラースケートに乗っていた奴らは誰だ。ジャニーズのことが連日報じられようになって思った。安倍政権の功罪について、罪ばかりだと主張する側の一員だが、それでも功の一つは、国民のほとんどが「忖度」を読めるようになったことではないか。取り巻き官僚のおかげで漢字テストのサービス問題が増えた。書くのはまだ難しいかな。

寅次郎の反省

僕が大学を卒業した1983年、栗田ゆう子は東西新聞に入社し、島耕作はまだ課長だった。前年からの流行語は「ルンルン」で、それを買ってお家に帰った人は、後に大学の理事長になる。83年の流行語は「不沈空母」と「ニャンニャンする」。もはや学生ではないのだから政治的話題には無関心でいようと決めて、仕事とニャンニャンのことばかり考えていた。で、中学生の時から好きだった谷村新司が、小川知子の胸に手を入れるのは翌年のことだ。

40年経って島耕作は大会社の社長・会長になり、今はどこかの会社の社外取締役らしい。俺は40年間いったい何をしてきたのだろうと、この1年、反省の日々を送っている。反省をするのは趣味で、過ちを繰り返すのは特技だから、来年は、41年間を振り返り反省するのだろう。

還暦も過ぎて3年が経った。そろそろ先々のことを真剣に考えねばならない。こんなものを書いて人に送っている場合ではないのである。大酒を飲んで、締めの炒飯を食べている場合ではないのである。車寅次郎は♪目方で男が売れるなら♪苦労はしないと歌っていたが、目方や腹囲や諸々を減らし、スリムになるのが当面の課題である。

そんなことを言っているうちに今年も暮れます。皆様、良いお年をお迎えください。

（2023年12月）

ここで考えたあとがき

孤児院で育った伊達直人は、ある時、プロレスラー養成所「虎の穴」にスカウトされ、そこでミスターXにこう言われる。「虎だ、虎だ、お前は虎になるのだ」――タイガーマスクのオープニングはここから始まる。

1991（平成3）年の秋、貧乏サラリーマンを辞めて独立しようと思いつつも、果たして食っていけるだろうかとグズグズ悩んでいると、呑み屋で隣に座った常連客に「大丈夫だよ。うちに来るノラ（猫）だって、ちゃんと食っている」と言われる。「ノラだ、ノラだ、俺はノラになるのだ」と、翌年の正月からノラ・コミュニケーションズという事務所を始めた。31歳だった。

年賀状で独立の挨拶をしたら、どうせ1カ月も持たないだろうと言う人がいたので、きっとみんなそう思っているに違いないと、毎月、生存証明を兼ねて『のらこみ』を書いて郵送した。身の回り3メートルの話題。金がないことと女にモテないということばかり書いて送っていたが、面白がってくれる人もいるので、その後、名刺交換をしたり一緒に酒を飲んだりした人には必ず送るようになった。仕事も欲しかったが、ノリの合う人を探したかった。

それから30年以上経って、まだやっている。金がないことと女にモテないということ以外に、食べ過ぎと太り過ぎが加わり、毎月は大変なので年2回の郵送になった。個人の住所をいきなり聞くのが憚られる時代となり、また仕事の範囲も広がって、身の回り3メートルの話題をいきなり送り付けるのはまずいかなという人も出てきているが、それでも毎回3000通近く出している。だが、世の中はもう紙に書いて郵便で出す時代ではない。

そろそろ潮時ではないかと思い、平成が終わって令和になるときに『とてもヘイセイではいられない』というタイトルで本にして、これでやめようと思ったら、少し売れた。

フロイトの最初の著書は初版600部で、売り切るのに8年かかったらしい。それよりもいいペースで売れたので途中で増刷したら、後が続かなかった。書庫にはまだたくさん残っている。まだ残っているけど、あれから5年以上経っているから、もう1回だけ本にしようと思った。今度は、買ってもらえるのは電子版だけでいいとも思っている。

本当は、「コロナの時代を一市民としてどのように過ごしたかを後世に残すために出版した」と言いたかった。でも読み返すと、身の回り3メートルのボヤキばかりである。それでも、わずか5年間で世の中も自分もいろいろなことがあった。書いたけど忘れたこともたくさんある。忘れられないことだけど書かなかったこともある。そうやって多くの一市民は生きて、その後はきっと忘れられていくのだろう。

プロレスラーとして成功した伊達直人は、お世話になった孤児院「ちびっこハウス」(だったかな)に恩返しのプレゼントをする。残念ながら、人生はマンガのようにはいかない。お世話になった方々に何らお返しができない自分を情けなく思いつつ、2つ目の焼きおにぎりを食べる。焼きおにぎりの話は、続編が出せたら収録する。お付き合いありがとうございました。

2024年、63歳10カ月を迎えた秋の日

中川　順一　拝

感染データ等は以下を参考としたが、発表日や集計方法の違いなどで資料により数値が異なる場合があることを承知されたい。
厚生労働省新型コロナウイルス感染症についてオープンデータ　https://www.mhlw.go.jp/stf/covid-19/open-data.html
日本国内の感染者数（ＮＨＫまとめ）　https://www3.nhk.or.jp/news/special/coronavirus/data-all/

中川順一（なかがわ・じゅんいち）
企業広報アドバイザー、諏訪書房代表。中央大学文学部卒業後、廣済堂産報出版に入社。1992年にノラ・コミュニケーションズ（諏訪書房）を設立し同社代表取締役。元・駒沢女子大学非常勤講師。広報企画、講演、コラム執筆のほか、中央大学生涯学習講座などで「自分史」講座の講師なども務める。1960年生まれ。

されどわれらがコロナな日々
――健康と平和をもとめて 2

二〇二四年九月三〇日　第一刷発行

著　者　中川順一
発行者　中川順一
発行所　諏訪書房
株式会社 ノラ・コミュニケーションズ
郵便番号一六九―〇〇七五
東京都新宿区高田馬場二―一四―六
電　話　〇三（三二〇四）九四〇一
ＦＡＸ　〇三（三二〇四）九四〇二
メール　contact@noracomi.co.jp
印刷所　株式会社善光堂印刷所

定価はカバーに表示してあります。
乱丁・落丁の場合はお取り替えいたします。購入された書店名を明記して小社宛にお送りください。
本書の一部あるいは全部を無断で複写・複製することは、法律で認められた場合を除き、著作権の侵害となります。

© Junichi Nakagawa 2024, Printed in Japan
ISBN978-4-911323-02-1 C0095

諏訪書房新書の刊行にあたって

ある大学教授が数万冊の蔵書を遺して逝った。さまざまなジャンルにわたる膨大な数の本一冊一冊は、それぞれ何の目的で書棚に納められたのか、それをすべて推測することはできない。

しかし、それでも膨大な数の本は遺った。仮に当人にとって目的を達することができなかった本であっても、別の者の評価を待つために本は遺る。所有者がいなくなり、著者編者がこの世に存在しなくなっても、本は遺るのである。

インターネットの普及とデジタル技術の進歩が、情報の送受信を容易化した。大量な情報の加工も保存も、デジタルならば素早く簡単にでき、しかもインターネットで得られる情報の大半は無料である。その結果、情報媒体としての本の持つ価値は相対化し、かつては堅牢に見えた出版流通も大きく変化した。今日もおびただしい量の書籍が発行されているが、事業としての出版をめぐる環境は大きく変わったのである。小資本による出版事業は、ますます困難な時代となっている。

それでも、本にこだわりたい。今後も一層普及するであろうインターネットを、広報や流通決済の手段に用い、デジタル技術を活用することで、より多くの情報を本の形で加工し保存することはできないか――次の主を待つ膨大な数の本の前でそれを考えた。そして、まずは走りながら考えようと、ジャンルを問わずさまざまな情報を本の体裁で加工、保存していくことにした。

数万冊の蔵書が保管された場所の界隈は、昔、諏訪町と呼ばれていたという。そこで、本のシリーズ名を諏訪書房新書と名づけた。ここでの新書とは、本のサイズではなく、新しい書籍出版形態をめざす意気込みのことだとご理解願いたい。

（二〇〇七年十一月）